LUCEM & DOCTOR B

IL SEGRETO DELLA LONGEVITÀ

Tecniche e Consigli Pratici
Per Creare Le Basi Di Una Bellezza
Che Dura Per Sempre

Titolo

"IL SEGRETO DELLA LONGEVITÀ"

Autore

Lucem & Doctor B

Editore

Bruno Editore

Sito internet

http://www.brunoeditore.it

Sommario

Introduzione

Tutte le grandi scoperte nascono dal bisogno di raggiungere un obiettivo. Solo che il risultato, la vera scoperta, molte volte viene da un incontro fortuito o da una sommatoria di elementi e condizioni che portano la nostra conoscenza a un'altra dimensione, a un nuovo livello di coscienza. Come accadde a Cristoforo Colombo, che voleva tracciare una nuova rotta per le Indie e invece trovò le Americhe, oppure al dottor Alexander Fleming, che scoprì la penicillina per puro caso. Così è stato per noi. Questo libro, certamente non paragonabile a scoperte così importanti, potrebbe regalarvi qualche anno di vita in più ma, a nostro avviso, la cosa più importante è che leggendolo diventerete proprietari del vostro tempo, della vostra vita; riconquisterete il vostro fascino, vi guarderete allo specchio e vi piacerete.

Qual è la cosa più importante che abbiamo? Quella che nessuno ci può regalare, che non possiamo acquistare e che non ci torna più indietro? Il tempo. Per molti anni abbiamo desiderato avere un bambino nostro e i dottori hanno cercato di aiutarci con la medicina moderna. Gli unici effetti che abbiamo ottenuto sono stati squilibrio ormonale, aumento di peso e continui sbalzi d'umore. Così, circa venti anni fa, decidemmo di adottare una bambina dagli occhi celesti, dal viso paffutello e sempre sorridente; solo a guardarla ti si riempiva il cuore di gioia. Nessuno di noi due immaginava che cosa ci avrebbe riservato il futuro.

I giorni passavano felici e spensierati finché cominciò a piangere per buona parte del giorno e smise di dormire. Le visite di tanti dottori e specialisti non davano alcun risultato e la bambina continuava a piangere e a soffrire. Ben presto iniziò a lesionarsi la pelle per il dolore che provava. Il nostro dolore, invece, era quello dell'impotenza: vedevamo nostra figlia soffrire e non avevamo la chiave per poterla aiutare. Donare amore non era più sufficiente.

Se non avessimo preso in mano la situazione in prima persona, la nostra bambina sarebbe stata dichiarata disabile; a noi questo non stava affatto bene e non lo volemmo accettare. La sua vita sarebbe stata segnata per sempre. Dovevamo fare assolutamente qualcosa, mentre la medicina ufficiale non ci dava nessun aiuto. Iniziò allora il nostro percorso di ricerca e di studio. Avevamo già una certa familiarità con questo tipo di argomenti, ma questa volta era diverso, perché avevamo un obiettivo vero e importante.

Nel tempo abbiamo studiato varie discipline, abbiamo frequentato corsi in diversi paesi europei, accademie, scuole olistiche, università. I nostri maestri sono stati davvero numerosi e da ognuno di loro abbiamo ricevuto tanto. Secondo le medicine orientali, la non conoscenza, ovvero l'ignoranza della natura della propria mente, è la causa remota di tutte le malattie. Quando non c'è ignoranza vi è una mente illuminata, non duale, che non discrimina fra "io" e "resto del mondo".

Fondamentalmente tutte le malattie hanno origine nello stato mentale del passato, nelle varie emozioni disturbanti che, in definitiva, sono i fattori mentali responsabili di tutti i tipi di disturbi. I quali a loro volta si manifestano sulla pelle, il cui aspetto rivela lo stato di salute dell'intero organismo. Su fronte, guance e mento si rivelano i disturbi di tutti gli organi. La pelle è l'organo più esteso del nostro corpo ed è lo specchio della nostra anima. La pelle ci parla, il nostro corpo ci parla, basta saperlo ascoltare e saper comprendere che il suo bisogno primario è vivere a lungo e in salute.

Ad esempio il nostro aspetto rivela come ci sentiamo e i muscoli mimici del viso sono direttamente correlati al sistema nervoso e al nostro stato psico-emotivo. La pelle rivela quelle emozioni che vengono generate in noi da tutti i fattori esterni a cui siamo sottoposti quotidianamente: vita personale, lavoro, ambiente e così via.

Uno dei nostri metodi di indagine è il Test Muscolare della Scienza Kinesiologica. Con le sue procedure specifiche ci permette di avere molte informazioni dal corpo, il quale non è altro che una cellula dell'intero Universo. Questo è un unico organismo vivente, in cui ogni cellula è in comunicazione diretta o indiretta con tutte le altre, cosa che consente di avere tutte le informazioni possibili sui diversi aspetti della vita.

È questa la conoscenza di cui vorremmo palarvi. Oggi nostra figlia è adulta, ha vent'anni e sta benissimo. E le dobbiamo molto, perché grazie a lei in tutti questi anni di attività abbiamo aiutato molte persone a risolvere tematiche importanti per la propria vita.

La vera svolta è iniziata nel 2014 con la visita inaspettata, a casa nostra, di cinque ragazzi della Guardia Forestale, dopo poco tempo che ci eravamo trasferiti nella nostra abitazione attuale, alle pendici del Massiccio del Grappa. Quel giorno si fermarono per fare la nostra conoscenza, per chiederci della nostra attività e di che cosa ci occupassimo.

Raccontammo loro che raccogliamo piante officinali. Il più giovane di tutti ci chiese «Sapete che sono atterrati gli UFO in cima alla montagna?» I suoi colleghi lo guardarono come per confermare quanto aveva detto. Noi eravamo molto stupiti, ma soprattutto curiosi, perché proprio la sera prima avevamo parlato di questo con degli amici. Vista la nostra reazione interessata, uno dei ragazzi si offrì di accompagnarci sul posto.

Nei giorni seguenti mantenne la promessa. Dopo più di mezz'ora d'auto in mezzo ai boschi, nel punto in cui la vegetazione cominciava a diradare per l'altitudine, a circa 1.600 m di altezza, si aprì una radura e vedemmo un cerchio perfetto di circa 45 m di diametro. All'interno del cerchio l'erba era più bassa e di un colore verde intenso, mentre all'esterno era di un verde molto più tenue, più naturale. Usando il nostro test (vi spiegheremo in seguito di che cosa si tratta) chiedemmo subito se ci fosse un legame con gli alieni, ma ottenemmo risposta negativa. Il cerchio ci diceva che la terra aveva bisogno di cure e rispetto. E che noi potevamo costituire un gruppo di lavoro a questo scopo.

Delusi e un po' spiazzati, lasciammo cadere la cosa, anche perché dovevamo terminare il trasloco dalla vecchia casa di città. In seguito, però, ci arrivarono di continuo segnali che ci facevano tornare a questo cerchio, a questo messaggio, finché decidemmo di contattare dei nostri amici e spiegare loro il fatto. Non sapevamo bene come affrontare il discorso, fatto sta che una decina di giorni dopo ci trovammo in dieci, a casa nostra, per la prima sessione. Per noi era strano parlare di queste cose, perché di solito le sessioni trattano di questioni legate alla salute, all'alimentazione o tematiche della persona. In quel momento, invece, ci arrivavano messaggi completamente diversi.

Era un linguaggio nuovo, con notizie e informazioni nuove anche per noi. Era come se fossimo in un racconto di fantascienza. In ciascuno di noi ci sono archetipi religiosi e in quel momento cominciammo a fare pensieri del tipo "parlo con...", o "c'è qualcuno che parla con noi" e cose di questo genere. All'inizio dell'indagine abbiamo pensato di parlare con i Maestri, con gli Angeli guida, con gli alieni, con gli dei, con Elohim... qualunque entità si potesse nominare. E invece ci venne detto «No! State parlando con scienziati». E ci fu fatto un nome: Lucem.

Questo nome a noi non diceva nulla e iniziammo a indagare con mente razionale e curiosa facendo domande sempre più precise. Le sessioni di gruppo, in tutto, furono dieci. Durante questo periodo, nelle nostre sessioni individuali notammo che l'energia delle persone, nella nostra casa, era cambiata. In pratica avevano sempre il muscolo indicatore "On" (quando ciò si verifica prima di fare qualsiasi tecnica di equilibrio, indica che in quel momento la loro energia è ottimale).

Normalmente le persone che arrivavano da noi avevano sempre il muscolo indicatore "Off", invece in quei giorni avevano tutte il muscolo indicatore "On"; era come se avessero tutte le risorse per risolvere il loro problema. Davvero strano.

Ce ne rendemmo pienamente conto quando, per caso, venne in sessione un'amica che doveva fare *space clearing*, cioè eliminare qualcosa di dannoso per lei dalla sua auto parcheggiata fuori casa. Appena usciti di casa per continuare il test nell'auto, il suo muscolo indicatore era tornato "Off" e la sua energia era diminuita repentinamente mentre, tornata dentro casa, il suo muscolo indicatore era di nuovo "On" e l'energia era di nuovo ottimale! Come a dire che in casa c'era un'influenza diversa.

Cominciammo allora a indagare per capire se, nel corso di tutto il lavoro di gruppo che avevamo fatto, ci fosse stato qualche cambiamento. E la risposta, nella sessione successiva, fu che sì, un cambiamento c'era stato, non legato a noi, ma al posto in cui viviamo; il cambiamento consisteva nel fatto che avevamo aperto una connessione con la sesta dimensione.

Nessuno di noi sapeva cosa fosse, in quel momento per noi era solo un'informazione, arrivata con il Test muscolare!

Infatti da quel momento tutto cambiò; il nostro trasferimento in quel luogo di montagna prese un significato del tutto inaspettato ma coerente con il nostro modo di essere, curiosi e aperti a tutto.

Un aneddoto che ci piace sempre raccontare è quello degli "Gnomi del bosco e della semiparalisi". Non vi abbiamo ancora detto che una delle nostre occupazioni principali consiste nel produrre cosmetici e integratori a base di sole erbe. Raccogliamo i fiori e le piante nella terra che abbiamo a disposizione e che chiamiamo "il giardino". Molte piante le raccogliamo nel loro ambiente naturale e senza alterare l'equilibrio che le ha portate a nascere e crescere nell'area del Massiccio del Grappa, in una natura davvero incontaminata.

Una primavera piantammo nel giardino delle piantine di *calendula officinalis* per produrre l'oleolito, che è un ottimo lenitivo per la pelle. Dopo pochi giorni ci accorgemmo che la nostra calendula piaceva molto a cerbiatti e lepri, che la stavano decimando rapidamente, perciò corremmo subito ai ripari acquistando del filo elettrico a basso voltaggio e costruimmo una recinzione. Il problema era risolto per i cerbiatti, ma non per le lepri. Pensammo a delle trappole per prenderle e portarle via, e sul web trovammo come costruirle usando delle cassette di plastica.

La squadra delle trappole era composta da me (Lucem) e Ido, un nostro amico dalle "mani d'oro". Dopo un giorno di intenso lavoro, finalmente le otto trappole erano posizionate con cassetta, cibo, filo e paletto. Tutti eravamo soddisfatti e fiduciosi del lavoro fatto. Il mattino seguente sentii qualcosa di strano: metà del mio corpo era bloccata, non la percepivo più. Come succede in questi casi, facemmo una sessione e il messaggio fu di togliere subito le trappole, di lasciare stare gli animali del bosco; in cambio gli Gnomi ci avrebbero dato tutte le formule per i nostri prodotti e tutte le indicazioni sulle piante da coltivare.

Allora chiamai Ido, che aveva lo stesso sintomo nella parte opposta alla mia. Disse: «Come faccio ad arrivare lì da voi, non riesco ad alzarmi dal letto!» Dopo avergli spiegato bene la situazione, si convinse. Era buffo vederci camminare su e giù per la collina, come due spaventapasseri, ma il messaggio era chiaro: dovevamo farlo solo noi due. Alla sera, posata finalmente l'ultima trappola nel cortile, il sintomo sparì come per magia. Da quel giorno viviamo in perfetta armonia nella nostra casa-azienda con gli Gnomi, gli animali del bosco, le piante e la terra. In connessione con la sesta dimensione.

E dobbiamo ringraziare il Multiverso perché, in questo modo, in tutti questi anni di attività abbiamo aiutato molte persone a risolvere tematiche importanti per la propria vita. E ora, visto che questo libro ti ha trovato e sei uno di quelli che quando si guarda allo specchio percepisce che la sua immagine non corrisponde alla propria identità, o a cui le cose che desidera tardano ad arrivare, o a cui manca sempre qualcosa... forse è giunto il momento che tu legga questo libro.

Capitolo 1:

Il passaggio a una coscienza superiore

Ricordiamo tutti le aspettative che si erano create per l'anno 2012, l'attesa di cataclismi e la paura che ci aspettasse qualcosa di ignoto. Una transizione, in effetti, c'è stata, anche se non nei termini previsti. L'effetto è che da quel momento il pianeta ha iniziato a vivere in un'altra dimensione.

Solo nel gennaio 2013 è stato reso pubblico l'esperimento iniziato 10 anni prima, nel 2003. In quei 10 anni, gli scienziati nucleari hanno lavorato sull'atomo di idrogeno, o meglio, sul suo nucleo, che è composto da un singolo protone. Registrarono inizialmente una diminuzione della pulsazione della particella protonica rispetto al valore standard, poi un aumento e, infine, il ritorno alla pulsazione normale. La scienza lo considera un errore di interferenza da parte di altri componenti. La realtà è che, alla fine, il protone ha subìto una trasformazione quantica: la massa della particella protonica è diminuita del 4%. Con questa transizione quantica il mondo è cambiato: in velocità, rotazione, direzione e diametro. A prima vista il cambiamento del protone è sembrato un fenomeno assurdo, eppure l'intero mondo organico è mutato, in quanto costituito da idrogeno. La densità della Materia è cambiata.

Il Professor Levashov, a proposito di questa trasformazione della Materia, ha scritto: «Ci spostiamo in un altro Spazio, dove ci sarà più luce». Ora tutto ha una forma diversa, è come se noi fossimo alieni appena scesi su un pianeta nuovo e ignoto. Le leggi stabilite prima del 2013 improvvisamente hanno smesso di funzionare, perché la densità della Materia è cambiata.

Gli scienziati di tutto il mondo si sono uniti e circa dieci tra i principali istituti di fisica atomica hanno iniziato a collaborare insieme. I reattori, i laser e tutti gli apparati scientifici sono stati controllati a vicenda dai tecnici degli istituti; ma i risultati non sono cambiati e hanno sancito la nuova grandezza dell'atomo di idrogeno.

Secondo le leggi del mondo tridimensionale questo è impossibile;

ma il mondo fisico ha iniziato a rivelare tutte le sue dimensioni. Ciò è confermato dall'astrofisica, dai calcoli fatti sulla multidimensionalità del nostro spazio. Oggi viviamo in una dimensione diversa! Una transizione quantica ha avuto luogo e la particella elementare è passata da un livello di energia a un altro. Ora viviamo su un altro pianeta e tutte le leggi funzionano in modo diverso rispetto a quanto sapevamo. Gli scienziati si trovano ogni giorno di fronte a questo cambiamento. Le leggi che conosciamo sono il mondo del passato, un mondo che non c'è più!

Tutti continuiamo a fare ciò che facevamo prima: non serve mangiare vegetariano o meditare per passare nella dimensione successiva. Allo stesso tempo la materia organica è cambiata. Il nostro Sé Superiore ha permesso che avvenisse questo cambiamento e che noi potessimo fare un salto di coscienza. Mentre prima le parole più vere erano "Pensa prima di fare" ora la Legge Universale è "Pensa prima di pensare". Non è un gioco di parole. Semplicemente è così.

Questo meraviglioso cambiamento ci dà tante opportunità, una delle quali è che i nostri pensieri si materializzano; il nostro messaggio è di fare attenzione ai vostri pensieri e, se vi arrivano dei pensieri che creano preoccupazione, girateli subito in positivo. Noi spesso utilizziamo la frase "Cancella cancella" strofinando la mano sulla fronte a mo' di gomma.

In passato eravamo responsabili delle nostre sole azioni, ora impareremo a rispondere anche e soprattutto dei nostri pensieri. Sapevate che ridere cambia la coscienza? Le allegre risate dei bambini creano una vibrazione costruttiva, la stessa che è presente al centro della nostra galassia. Ridere significa risuonare all'unisono con il cosmo. Quindi ridete più spesso! Parlate più spesso con il sorriso pronunciando le frasi magiche. Un esempio di frase magica? «Nella mia realtà riesco in tutto».

Dichiarate i vostri desideri con facilità e grazia. Non dovete farlo per molto tempo, tutto accadrà facilmente e rapidamente. Dichiarate e non pensateci più. E vivete! Sentendo dentro di voi quello che dite. Imparate a fidarvi del Multiverso. Iniziate dalle piccole cose quotidiane.

I nostri pensieri e il nostro modo di vivere influenzano il DNA e determinano la velocità con cui invecchiamo. Dai tempi della scuola abbiamo sentito parlare di genetica e di codice genetico e, solo occasionalmente, o anche mai, di epigenetica. Eppure esiste anche questo ramo della scienza, che studia tutto ciò che sta sopra la genetica e ne controlla l'espressione.

Prima eravamo convinti che nel DNA fossero contenute tutte le informazioni riguardanti la vita, compreso il termine della vita stessa. Oggi stiamo scoprendo che nel DNA sono scritte diverse trame della vita (ad esempio tramite le sessioni Metodo PuzzleKey). Sarete voi a scegliere quale si realizzerà. Si è scoperto che sono gli elementi esterni al DNA a governarne l'espressione e quindi l'attivazione o lo spegnimento dei vari geni.

Stiamo parlando del cibo che mangiamo, dell'acqua che beviamo, dell'aria che respiriamo, della qualità dei prodotti che usiamo per l'igiene e la cura del corpo; persino dei pensieri che facciamo e di molti altri fattori che in qualche modo controllano il nostro DNA.

Questi aspetti dello stile di vita sfruttano le leggi stesse della natura e, senza forzarla, forniscono al corpo le informazioni necessarie per riorganizzarsi in maniera più sana. È come impartire alle cellule della nostra pelle il comando di tornare giovani, di disporsi in maniera più omogenea facendo scomparire le rughe (ad esempio l'esercizio della Vasca di Ringiovanimento che sarà descritto più avanti).

Vi riporto un esempio eclatante accaduto a me personalmente, nella mia esperienza di kinesiologa naturopata. Nell'arco di una sessione, una cliente ringiovanì a vista d'occhio di 10 anni, ed è un fatto documentato. Facemmo la fotografia della cliente all'inizio della sessione e la rifacemmo alla fine: potemmo notare l'evidente cambiamento. Il viso era più tonico, come se fosse diventato più leggero, senza gravità, più giovane di un decennio.

Un altro esempio è quello di una ragazza punta da una dozzina di api, con evidenti gonfiori, rossore e prurito. Durante una sessione con noi, la ragazza capì qual era il motivo che l'aveva portata a essere bersaglio delle api e prese consapevolezza del motivo per cui era stata punta. Al termine della sessione ci accorgemmo che la sua pelle era tornata normale, il messaggio era stato compreso e la pelle lenita con l'OleumRepair (il primogenito di Alchimia DoctorB).

Potremmo portarvi centinaia di testimonianze, su svariate tematiche. Ad esempio, in una giornata di bel tempo, ottimale per il parapendio, un pilota aveva parcheggiato la propria auto di fronte a casa nostra. Dopo un po' di tempo lo vedemmo tornare verso l'auto e cominciare a girarle attorno come se stesse cercando qualcosa. Ci avvicinammo per aiutarlo e ci disse che stava cercando le chiavi dell'auto. Così gli spiegammo il nostro metodo di lavoro e lui, di buon grado, accettò di essere aiutato.

Durante la sessione ci raccontò che la notte precedente aveva sognato che avrebbe perso le chiavi dell'auto e così era successo; infatti era tornato indietro a prendere la radio di servizio, senza la quale non avrebbe potuto volare e che aveva dimenticato in auto, ma non aveva potuto aprire l'auto perché aveva perso le chiavi.

Mentre i suoi amici piloti si incamminavano verso la rampa di lancio, lui, attraverso la procedura del Metodo PuzzleKey, ricevette il messaggio del suo corpo che diceva: "Oggi non dovete volare, né tu né il tuo amico". E, coerentemente, il corpo non ci disse nulla, non ci diede nessuna indicazione per trovare le chiavi. Terminata la sessione ci salutò e se ne andò. Alla sera ci siamo accorti che l'automobile non c'era più: probabilmente aveva trovato le chiavi.

Il giorno dopo trovammo una bottiglia di champagne davanti alla porta di casa. Al successivo incontro, ci ha raccontato come quel giorno il suo amico si fosse ferito gravemente andando a sbattere con il paracadute sul tetto di una casa, a causa di una raffica di vento improvvisa, proprio nel momento in cui lui stava cercando le chiavi dell'auto, che poi, ci disse, erano nella tasca dei pantaloni. Evidentemente il suo corpo lo aveva avvertito del pericolo, bloccandolo come poteva. In definitiva il nostro cliente aveva avuto due suggerimenti di non volare: il sogno della notte prima e il chiaro messaggio dato dal Metodo PuzzleKey durante la sessione. Precisiamo che il termine "sessione", nel nostro contesto, significa far uso di varie procedure specifiche e metodologie originali del Metodo PuzzleKey, usando come strumento di indagine il Test Muscolare.

Test Muscolare

È un approccio per avere la soluzione ai problemi, sempre disponibile in ogni momento della nostra vita. Il principio di funzionamento è semplice: si tratta di stabilire la maggiore o minore forza di un dato muscolo (o gruppo muscolare) scheletrico applicando un'apposita pressione sull'arto di cui quel muscolo fa parte.

«La Kinesiologia Applicata è un metodo di valutazione delle funzioni corporee unico nel suo genere, basato sul principio che il linguaggio del corpo non mente mai» (Ruggero Dujani). Possiamo definire la Kinesiologia come una disciplina d'indagine che consente di individuare gli squilibri del corpo a vari livelli (fisico, biochimico, emotivo, mentale, energetico) attraverso la mediazione della risposta muscolare a uno stimolo esogeno o endogeno del sistema nervoso.

Il Metodo PuzzleKey è un metodo molto semplice che avrete sempre con voi e vi sarà utile in tutte le occasioni; nessuno potrà portarvelo via, perché farà parte delle vostre conoscenze. È un metodo facile e veloce. Vi indica come scegliere, tra tutti gli scenari possibili, quello migliore per la vostra vita e per il vostro successo. Otterrete così ciò che desiderate con meno dispendio di energia e maggiore efficienza.

Iniziate fin da subito, dalle cose più semplici di tutti giorni; ad esempio per capire quali alimenti vi fanno bene, quale acqua è la migliore per stare bene ed essere in salute, che colore indossare per avere una giornata più gioiosa e felice, i migliori vestiti che potete acquistare durante lo shopping e molto altro. Presa fiducia nel metodo, potrete usarlo per le scelte più importanti, usando le procedure specifiche del Metodo PuzzleKey. Pensate che questo vi possa servire? Non si tratta tanto di "crederci", non vi stiamo parlando di una religione. Siamo certi che, come si suol dire, il tempo ci darà ragione. Usando il Metodo PuzzleKey vi renderete conto che la vostra vita sarà diventata più divertente, sarete più liberi, più gioiosi. Sarete più sani, più energetici e avrete più tempo. Ammalarsi è sempre costoso, rimanere sani non ha prezzo.

Questo metodo vi porterà a esaudire tutti i vostri desideri, ad avere la forza di dedicare tempo a realizzare i vostri sogni. Ci sono altri metodi per avere le risposte? Sì, e ne parleremo nei prossimi capitoli; ciascuno potrà scegliere quello con il quale ha maggior affinità.

Nel capitolo successivo vi daremo informazioni importanti sulle necessità basilari del corpo, attraverso il riconoscimento del vostro tipo di pelle.

RIEPILOGO DEL CAPITOLO 1:

- SEGRETO n. 1: dopo la transizione quantica del 2012 il mondo è cambiato; siamo in un altro spazio, dove c'è più luce.

- SEGRETO n. 2: oggi viviamo in una dimensione diversa, perché una transizione quantica ha avuto luogo; adesso la Legge Universale è "Pensa prima di pensare".

- SEGRETO n. 3: ridere significa vibrare all'unisono con il cosmo, lo stato creativo dove tutto è possibile.

- SEGRETO n. 4: il Test Muscolare è un approccio per trovare le risposte sempre disponibili in ogni momento della nostra vita; le risposte sono dentro di noi e il corpo ha tutte le ragioni per volerci sani.

- SEGRETO n. 5: con il Metodo PuzzleKey vi renderete conto che la vostra vita è più divertente, sarete più liberi e più gioiosi, più sani, più energici e avrete più tempo; ammalarsi è sempre costoso, rimanere sani non ha prezzo.

Capitolo 2:
Tipi di pelle e necessità di base

Che cosa bisogna fare per avere un bell'aspetto? Vogliamo partire dalle cose più semplici, di base, e quindi dalla conoscenza della nostra pelle; successivamente potremo scegliere il metodo migliore per sostenerla contro l'invecchiamento.

Per contrastare i segni del tempo, occorre eliminare da subito l'ignoranza sulle cause degli squilibri che possono interessare la pelle. Perché parliamo di squilibri prima di parlare di invecchiamento? Perché il nostro corpo è fatto di atomi e l'atomo non può ammalarsi. Gli atomi non invecchiano, le molecole nemmeno. Cambia invece il modo in cui vengono disposte rimanendo in accordo con il DNA, che è quindi altamente imperfetto sotto questo punto di vista.

L'origine dell'invecchiamento è nel processo di mitosi; a ogni divisione della cellula possono verificarsi degli errori di copia, nel

DNA, dando luogo ad "errori di trascrizione". Rammentate la fotocopiatrice? A forza di fare copie da copie le immagini sul foglio sbiadiscono, perdendo in definizione. Se le nostre cellule vivono in un ambiente privo di ossigeno, con poca acqua e tante tossine, non saranno certamente aiutate a svolgere le loro funzioni vitali di base. E la vostra pelle di che cosa si nutre?

Nei prossimi capitoli vi aiuteremo a comprendere i bisogni del corpo sotto vari aspetti. Con la consapevolezza acquisita, potrete capire meglio voi stessi e i vostri cari – o i vostri clienti, se siete operatori – sotto l'aspetto fisiologico, morfologico, comportamentale e vibrazionale. Parleremo delle richieste fisiche del corpo e di tutte le modalità che conosciamo per soddisfarle. Parleremo di teoria e, per chi vorrà, di pratica. Impareremo la strategia dell'azione a favore del ringiovanimento in modo pratico.

Se vi chiediamo che cosa vi fa venire in mente la parola "ringiovanimento", quasi certamente penserete a una persona snella, con un organismo pulito, una bella pelle, i capelli folti. Vogliamo spiegarvi come ristabilire questo aspetto fisico.

E se vi chiedessimo cosa vi servirebbe per ringiovanire il corpo? Ci rispondereste: «Mangiare in modo sano e condurre uno stile di vita sano». Quindi il *focus* di questo libro sarà sul processo di invecchiamento e su come invertirlo. Non c'è un'età minima o massima per iniziare a prendersi cura di sé.

Questo libro va bene per tutte le età, sia per fare prevenzione sia per ridare alla pelle il suo aspetto migliore. Non ci accontenteremo semplicemente di un aspetto curato, secondo la propria età, cercheremo invece un aspetto più giovane. Vogliamo che siate persone curate e di aspetto giovane allo stesso tempo. Il risultato sarà proporzionale a quanto tempo investirete per creare l'immagine che desiderate.

C'è un detto: "Il copriletto non può essere steso bene se la coperta sotto fa qualche piega". È questo che accade al nostro tessuto più esterno, la pelle (il "copriletto"), se il tessuto muscolare sottostante non è adeguato. E se, a loro volta, non lo sono scheletro e postura in generale. È così per ogni parte del corpo. Ad esempio per tutte le parti che compongono la nostra testa: le ossa del cranio e i muscoli facciali di testa e collo, il sistema nervoso, il sistema circolatorio, il sistema linfatico e, infine, la pelle.

Pelle Fina

La prima tipologia di pelle è quella di tipo Fina, con rughe sottili. È caratteristica delle persone piccole di statura, minute, che non variano tanto di peso con l'aumentare dell'età. Con il tempo il viso rimane ovale e il collo lungo; sembrerebbe che la pelle sia l'unica a soffrire.

Normalmente si secca per mancanza di idratazione e così si ricopre di una rete di rughe sottili. La problematica di queste persone rimane quasi esclusivamente la pelle. Per questa tipologia di persone è facile prendersi cura di se stesse: con la giusta idratazione e il giusto sostegno della parte ossea, bevendo almeno 40 ml di acqua naturale per chilogrammo di peso corporeo al giorno.

Curando direttamente la pelle con acque floreali, meglio se vibrazionali, per idratarla, e poi nutrendola con creme naturali. Più si ritarda, più sarà necessario un intervento professionale. C'è bisogno di nutrirsi in modo corretto per aumentare la produzione di collagene in maniera naturale oppure con integratori, vitamine e minerali.

Pelle Spessa

Un'altra tipologia di pelle è quella di tipo Spessa. La pelle è più spessa e il muscolo più voluminoso. Queste persone hanno la pelle che non forma piccole rughe. Invecchia perché l'acqua in eccesso ristagna. Ad esempio le rughe diventano evidenti sulla fronte, in mezzo alle sopracciglia, si vede il doppio mento, le guance sono cadenti. Il muscolo voluminoso tende a trattenere i liquidi; accorciandosi provoca le pieghe come avviene quando facciamo una smorfia, o come quando pronunciamo la lettera "u" contraendo le guance e allungando le labbra.

Il muscolo trattiene così il liquido intratissutale e la linfa, come in una tasca. La pelle si appesantisce e il viso si allarga, il collo si accorcia. Insomma la pelle si deforma per l'effetto della gravità. Per questa tipologia esistono più soluzioni per tornare giovani. Chi ha pelle di tipo Spessa deve lavorare sui propri muscoli per un 70-80%. L'esercizio fisico va fatto per togliere le contrazioni ed eliminare i liquidi in eccesso dal corpo controllandone la circolazione. Prendersi cura della pelle, in effetti, sarà l'ultima cosa da fare e, alla fine, come per magia, diventerà più giovane.

Pelle Mista

Esistono due ulteriori tipi, meno frequenti, di pelle. Il terzo è quello della Pelle Mista, cioè con tratti della pelle di tipo Fina e tratti della pelle di tipo Spessa. In questo caso la pelle tende a essere Fina e, allo stesso tempo, il muscolo è voluminoso. Si manifestano tutte e due le problematiche della pelle di tipo Fina e di tipo Spessa, eppure, nonostante le problematiche siano maggiori perché si sommano, con questa tipologia di pelle la probabilità di ringiovanimento aumenta. Lo affermiamo sulla base di una lunga serie di casi risolti. In questo caso il collo può essere abbastanza lungo, le guance cadenti, le rughe di espressione più marcate e il viso con espressione triste, gli angoli della bocca o degli occhi rivolti verso il basso. Possono esserci rughe sottilissime, come la buccia di una mela cotta.

Pelle Asiatica

Un quarto e ultimo tipo, più raro, è quello della pelle di tipo Asiatica, con le caratteristiche della pelle di tipo Spessa e il muscolo della pelle di tipo Fina, analogamente a un grosso copriletto adagiato su una coperta molto sottile; se anche ci sono piccole grinze, non si vedono. È caratteristica delle persone di origine orientale ed è la pelle che riesce a mantenersi più giovane a lungo. Infatti il muscolo fino non trattiene i liquidi e la pelle spessa è più elastica e quindi più tonica. Questa pelle ha bisogno soltanto di nutrizione consapevole e di idratazione; ha bisogno solo di mantenersi com'è, senza trascurare ovviamente di prendersi sempre cura della postura e della struttura ossea.

Ora siete pronti per capire a quale tipologia appartenete. Eseguite questo piccolo test: prendete la vostra guancia a mo' di pizzicotto, come se tiraste la guancia a un bambino, dolcemente. Osservate la piega che si è formata e misuratene i centimetri in senso laterale. Se misurate 1,0-1,5 cm, la pelle è di tipo Fina; se misurate 1,5-2,0 cm è di tipo Mista; se misurate 2,0-3,0 cm è di tipo Spessa. Il 70-80% della popolazione ha pelle di tipo Spessa.

Ricapitolando, le tipologie e le necessità del tipo di pelle sono le seguenti:

1. *Tipo Fina*: muscoli sottili e pelle fina; ha bisogno per il 65% di idratazione e cura della pelle e per il 35% di esercizi per i muscoli e di nutrimento della struttura ossea.

2. *Tipo Spessa*: muscolo voluminoso e pelle spessa; 30% cura della pelle e 70% esercizi per i muscoli, per migliorare la circolazione sanguigna e quella linfatica.

3. *Tipo Mista*: pelle media o fina e muscolo voluminoso; 50% cura della pelle e 50% esercizi per i muscoli, per migliorare la circolazione sanguigna e quella linfatica.

4. *Tipo Asiatica*: muscolo sottile e pelle spessa, stile di vita sano e aiuto cosmetico, sempre con prodotti i cui ingredienti siano il più possibile compatibili e decifrabili dal nostro corpo, cioè naturali, semplici e con pochi ingredienti.

La problematica comune a tutte le tipologie di pelle è l'ipertensione muscolare; un muscolo che rimane teso per tanto tempo tende ad accorciarsi, ispessendosi e generando gli effetti che andremo a elencare. Muscoli contratti che si accorciano e si ispessiscono, indurendosi, portano ad esempio ad alterare la scatola cranica, che diminuisce di volume per deformazione ossea. Di conseguenza, il viso perde la forma originale e il collo si accorcia e si deforma.

Muscoli contratti che si accorciano e si ispessiscono, indurendosi, portano al rallentamento del sistema linfatico, in quanto i vasi linfatici vengono schiacciati; non essendo un sistema a circolazione forzata, non riesce più a rimuovere le tossine dai tessuti del viso. Sorgono gonfiori, si appesantiscono le rughe di espressione, si evidenzia il doppio mento e le parti voluminose del viso, ad esempio guance e naso. La pelle avvelenata dalla linfa stagnante interferisce nell'attività di ricambio cellulare dei fibroblasti, che garantiscono una pelle nuova ogni 28 giorni. La linfa stagnante, che è un concentrato di tossine, fa sì che il corpo, per proteggersi, generi tessuto adiposo (infatti una delle funzioni del grasso è quella di inglobare le sostanze tossiche e renderle non più disponibili per l'organismo), con accumuli evidenti su varie parti del viso e non solo.

Muscoli contratti che si accorciano e si ispessiscono, indurendosi, portano al peggioramento della circolazione sanguigna in tutti i tessuti; si altera il colorito della pelle e nascono rughe più profonde, per mancanza di ossigeno e nutrimento. Portano inoltre allo schiacciamento dei nervi, con conseguente atrofia dei muscoli. Diminuiscono le dimensioni del viso e il tessuto della pelle in eccesso si affloscia.

Ovviamente non stiamo dando la colpa ai muscoli ma a quello che accade loro. Normalmente da giovani riusciamo a contrarre e rilassare i muscoli completamente; con l'avanzare del tempo tendiamo a rilassarli sempre meno e a contrarli sempre di più. Rimane inoltre sempre un residuo di tensione che fa sì che si deformino la pelle e le sue strutture sottostanti. Cosa potete fare, in questo caso, per il viso? Rilassare il muscolo ed eliminare i liquidi stagnanti, così il viso migliorerà nella sua forma e voi rimarrete soddisfatti del vostro aspetto.

Lavorando alla distensione del muscolo, la quantità circolante di sangue e il volume associato aumenteranno; miglioreranno ossigenazione e nutrimento e la pelle tornerà tonica. In molte sessioni esce come attività di supporto ballare e divertirsi.

Un libro che vi possiamo consigliare è quello di Alina Quintana, un esempio del fatto che divertirsi e sentirsi belli è possibile a qualsiasi età. Le informazioni sugli esercizi e molto altro sono a vostra disposizione nel nostro sito:

http://www.alchimiadoctorb.com

Perché la pelle invecchia?

Abbiamo detto che il muscolo non utilizzato si atrofizza. Significa che, se prima il muscolo era grosso e voluminoso, ora ha perso volume, assottigliandosi e perdendo anche parte del tessuto nervoso. In natura normalmente funziona così: se non usi un organo, significa che non ti serve. Anche i capillari diventano più sottili e diminuisce l'irrorazione del muscolo che porta nutrimento. In pratica, se non viene usato, si secca. Un esempio è il muscolo frontale. Proviamo ad accorciarlo alzando semplicemente le sopracciglia. La pelle si piega e così simuliamo la formazione delle rughe. Che cosa fare affinché i muscoli non si accorcino e non creino problemi sul viso? Per nutrire i muscoli del corpo ed essere in forma, si va in palestra; per avere un viso tonico si fa lo stesso, ci si allena il più possibile.

Cos'altro impedisce a tante persone di avere un aspetto giovane?

Una vita sotto costante attacco degli ormoni dello stress. Ansia, nervosismo e sensazioni di panico innescano un'iperproduzione di cortisolo e adrenalina che, infatti, interferiscono nella sintesi di serotonina e dopamina. Inoltre il cortisolo ad alti livelli di concentrazione inibisce il desiderio sessuale.

Gli ormoni dello stress inibiscono la libido. Di notte il livello di cortisolo scende naturalmente permettendo all'organismo di rilassarsi; quando il cortisolo rimane alto, la persona non riposa e si sveglia che è ancora stanca.

Se i livelli rimangono costantemente alti, si riduce l'attività delle ghiandole surrenali portando l'organismo a una sorta di stanchezza cronica. Alti livelli di cortisolo, che permangono per lungo tempo nel corpo, portano affaticamento delle ghiandole surrenali.

Questo meccanismo aumenta la produzione di prolattina, creando maggiore sensibilità del corpo, dolori muscolari sulla schiena e soprattutto mal di testa. Inoltre, quando vi accorgete che state ingrassando anche se mangiate sano e fate attività fisica, c'è lo zampino del cortisolo, che impedisce di utilizzare le riserve di grasso corporeo accumulato su fianchi e addome.

Il cortisolo, incrementando gli zuccheri nel sangue, aumenta la produzione di colesterolo e la pressione sanguigna. Questo processo porta a una sovrapproduzione di insulina con un conseguente calo di zuccheri che farà desiderare di introdurre nell'organismo ulteriori cibi dolci, salati e grassi. Il cortisolo disattiva i meccanismi di autodifesa influenzando il timo, la ghiandola che è responsabile della produzione di vari tipi di linfociti che proteggono le cellule distruggendo le cellule infette.

Il cortisolo influenza il tratto gastro-intestinale tanto da portare alla diminuzione di assorbimento delle sostanze nutritive; crea bruciore allo stomaco, crampi, diarrea o stipsi, tutti effetti generati dalla diminuzione della funzione digestiva. Il cortisolo è nemico della flora batterica intestinale e ha effetti collaterali anche sul viso: inibisce la sintesi del collagene per via della disidratazione e porta la pelle a un invecchiamento precoce, con la comparsa di rughe.

Legame tra epidermide e cervello

Affermavano i Latini: «*Sicut in cute et intus*» (letteralmente "come sulla pelle, così dentro"). Un "dentro" che non è da intendersi solo in senso fisico, ma anche psicologico ed emotivo. C'è un legame molto stretto tra cute e cervello; infatti nello stadio iniziale di sviluppo dell'embrione, essi hanno origine comune dall'ectoderma, uno strato cellulare che concorre alla formazione del feto nelle prime settimane di vita. Avendo origine comune, non stupisce che restino interconnessi per tutta la vita.

Ad esempio, un profondo stato di benessere interiore è riconoscibile da una pelle più bella e luminosa. Viceversa, stress, emozioni e, in generale, il vissuto psicologico generano dermatiti da stress; la loro insorgenza è dovuta a un forte stato di tensione psicologica che attiva i neuropeptidi, delle sostanze chimiche rilasciate dalle terminazioni nervose della cute che hanno il compito di difenderci da traumi e infezioni. Nel momento in cui vengono stimolate senza che ve ne sia effettivo bisogno, generano ipersensibilità e sintomi dermatologici.

Inoltre, nei Cinque Elementi della Medicina Tradizionale Cinese la pelle è collegata all'elemento metallo e all'autunno; l'elemento metallo è simbolo dello scambio tra esterno e interno del corpo, del passaggio degli elementi e della capacità di lasciare andare ciò che non serve più, proprio come fa l'albero con le foglie secche in autunno. Polmoni, colon e pelle sono i tre organi che rappresentano questo elemento; tutti hanno la funzione di accogliere quotidianamente sostanze nuove, necessarie al nostro rinnovarci, quali ossigeno, acqua, cibo e sole.

Analogicamente, rappresentano la capacità di accettare il nuovo, le idee e gli stimoli che provengono dall'incontro con gli altri. In modo speculare, fanno uscire ciò che non serve più: anidride carbonica, scorie, sudore e, sul piano emotivo, le emozioni non più necessarie, che possono essere dannose se tenute dentro, perché magari legate a eventi o traumi del passato.

Problemi di congestione del naso o dei bronchi, costipazione e difficoltà di motilità intestinale e, infine, patologie cutanee saranno spesso legate proprio a uno squilibrio dell'elemento metallo, che raggiunge il suo culmine in autunno.

Quindi, proprio perché c'è un legame molto stretto tra cute e cervello, è importante prendersi cura dei pensieri per migliorare il destino delle cellule e mettere buone basi su cui costruire la vita.

RIEPILOGO DEL CAPITOLO 2:

- SEGRETO n. 1: le cellule che vivono in un ambiente privo di ossigeno, con poca acqua e tante tossine, non possono svolgere le loro funzioni vitali di base.
- SEGRETO n. 2: non c'è un'età minima o massima per iniziare a prendersi cura di sé.
- SEGRETO n. 3: la problematica comune a tutte le tipologie di pelle è l'ipertensione muscolare.
- SEGRETO n. 4: la linfa stagnante, che è un concentrato di tossine, fa sì che il corpo, per proteggersi, generi tessuto adiposo.
- SEGRETO n. 5: muscoli contratti portano al peggioramento della circolazione sanguigna in tutti i tessuti.
- SEGRETO n. 6: rilassare il muscolo ed eliminare i liquidi stagnanti migliora il vostro aspetto.
- SEGRETO n. 7: una vita sotto costante attacco degli ormoni dello stress impedisce a tante persone di avere un aspetto giovane.
- SEGRETO n. 8: gli ormoni dello stress inibiscono la libido; il cortisolo disattiva i meccanismi di autodifesa, inibisce la sintesi del collagene e porta la pelle a un invecchiamento precoce, con la comparsa di rughe.

- SEGRETO n. 9: l'epidermide analogicamente rappresenta la capacità di accettare il nuovo, le idee e gli stimoli che provengono dall'incontro con gli altri.

Capitolo 3:
Soluzioni vibrazionali contro l'invecchiamento

Forse non sapete che ogni giorno centinaia e centinaia di cellule sono soppiantate da cellule nuove; la nostra pelle si rinnova, in media, ogni 28 giorni. Se il nostro organismo viene "distratto" da prodotti chimici di sintesi, da "stress", da "pensieri negativi" o da centinaia di altre cose superflue, nel ricambio cellulare qualcosa potrebbe andare storto; ad esempio potrebbero attecchire virus dannosi.

Secondo la logica dettata dalla fisica dei quanti, più che somministrare altre sostanze chimiche bisognerebbe innescare un cambiamento a livello energetico. Secondo la fisica quantistica tutto è energia, anche i nostri pensieri. La mente è energia. Il pensare innesca un meccanismo potente di trasmissione di segnali biochimici che si propagano nel corpo innescando reazioni chimiche. I pensieri generano un campo di energia che viene convertito in un segnale biochimico capace di curarci in modo del tutto naturale. Purtroppo non è sempre facile riuscire a gestire il flusso dei pensieri. Questo perché gran parte del potere risiede nel subconscio. Noi umani usiamo la parte subconscia per il 90% dei processi mentali, mentre solo il 10% di questi è dettato dalla mente cosciente.

Chi controlla il destino delle cellule? Tutte le cellule sono identiche, come spiega lo scienziato Bruce Lipton, eppure «se si prendono cellule sane e si collocano in un ambiente sfavorevole, le cellule si ammalano e muoiono». Quando ingeriamo un farmaco, questo scatena una serie di reazioni biochimiche che coinvolgono tutto il corpo e non solo la parte anatomica da guarire.

Gli esseri umani sono composti da circa 50 trilioni di cellule; il corpo umano si può paragonare a una comunità dove ogni cellula rappresenta un individuo e ogni organo una collettività. Se ad esempio chiudete gli occhi e pensate a una persona amata, il vostro sistema nervoso inizierà a produrre dopamina, serotonina e ossitocina.

Questa miscela biochimica si diffonderà nell'intero organismo e potrete percepirne i benefici nel corpo e nelle cellule. Ecco perché quando siamo innamorati stiamo così bene in compagnia della persona amata. Al contrario, pensare a qualcosa che turba o che spaventa, oppure avere uno stile di vita frenetico con l'aggiunta di ansia continua e diffusa ci fa ammalare; il nostro sistema nervoso inizierà a produrre ormoni dello stress e alle cellule non arriverà di certo una miscela benigna.

Nella realtà dei fatti, anche le antologie mediche insegnano che le emozioni sono degli attivatori biochimici. Ad esempio, la paura stimola la produzione di adrenalina (l'ormone della lotta o della fuga) mentre un abbraccio produce ossitocina (l'ormone della felicità). Ecco perché adesso vogliamo proporvi una serie di esercizi tanto semplici quanto efficaci, da fare in pochi minuti. Consistono nel visualizzare e percepire con tutti i nostri sensi ciò che desideriamo, come fosse già accaduto, usando due punti particolari del corpo e ringraziando il Multiverso, che troverà la soluzione migliore per far accadere tutto ciò che desideriamo o anche di più.

Eget Porta

Il primo esercizio si chiama Eget Porta ed è collegato alla vibrazione del Multiverso che fa fluire l'energia come un toroide energetico, per materializzare i nostri desideri. Posizionate il dito indice sul sesto chakra, conosciuto come chakra del terzo occhio in quanto situato proprio al centro della fronte, per l'esattezza nell'area tra le sopracciglia. Mantenetelo in posizione per tutta la durata dell'esercizio.

1. Con l'altra mano, afferrate l'osso ioide e spostatelo delicatamente da destra a sinistra e viceversa, per tutta la durata dell'esercizio.

2. Visualizzate un vortice di polvere di stelle dorata che scende dal cielo ed entra nel vostro settimo chakra, sulla sommità della testa.

3. A questo punto, la polvere di stelle illumina il lobo sinistro del cervello e vedete, come in un film, tutto quello che desiderate nei minimi particolari.

4. Ora trasferite queste immagini alla parte destra del cervello e rilevate con tutti i cinque sensi quanto succede intorno, nel posto in cui desiderate di essere. Supponiamo che vogliate acquistare una casa in un posto particolare. Immaginate di

essere con la persona amata o con la famiglia sul terrazzo, di fronte a un panorama meraviglioso. State pranzando, in armonia, in gioia e prosperità. Percepite la brezza che vi accarezza la pelle, il sole che vi scalda dolcemente. In questo momento siete lì.

5. Ora sentite la polvere di stelle dorata che scende in tutto il corpo attraversando tutti i chakra. Vi illumina, vi scalda, vi fa sentire bene.

6. La polvere di stelle ora esce del primo chakra e vi riavvolge accarezzando tutti i corpi "sottili". Sale, il vortice sale ancora su, nel cielo.

7. Mentre fate tutto questo, pronunciate una frase con cui ringraziare il Multiverso, ad esempio: «Ringrazio il Multiverso perché ora sto ricevendo ogni bene nella mia vita». «Sono pronto a ricevere e sto ricevendo... (quello che desiderate)».

8. Alla fine ringraziate almeno 21 volte, dicendo «Grazie». Per vibrare sulla frequenza dell'accoglienza, fate questo esercizio più volte possibile.

La Vasca della Giovinezza

Il secondo esercizio che vi consigliamo è davvero molto semplice e consiste sempre in una visualizzazione con l'acqua che ringiovanisce profondamente tutto l'organismo. «L'acqua è il messaggero che il Multiverso ha scelto per comunicare con noi. L'acqua è vita» (Masaru Emoto).

1. Immaginate di essere completamente nudi e di avere di fronte una vasca abbastanza profonda, a vostra disposizione, dove potete immergervi completamente. L'acqua è tiepida al punto giusto ed è di colore azzurro-verde brillante.

2. Entrate nella vasca e immergetevi completamente. Siete in assoluta tranquillità.

3. Con la sua forza vitale di rinnovamento, l'acqua, in un solo istante, comunica a tutte le cellule del vostro corpo di ringiovanire. Date il comando: «In questo istante il rinnovamento sta accadendo in me! Grazie! Grazie! Grazie!» Rimanete immersi fino a quando ne sentite la necessità.

4. Uscite lentamente dalla vasca e vi sentirete giovani, in perfetta forma fisica, in salute, con la pelle luminosa, setosa, tonica, attraente come avete immaginato.

5. Ringraziate l'elemento acqua che vi ha ri-donato la giovinezza.

Esercizio dei "fili invisibili"

Anche questo esercizio (adatto soprattutto per viso e portamento) è davvero semplice e consiste nell'immaginare che dei fili invisibili vengano applicati sui muscoli del viso.

1. Estendete, con questi fili invisibili, i muscoli del viso frontali e laterali all'indietro e verso l'alto (sentite come si alzano le sopracciglia senza arricciare la pelle).

2. Lentamente percepite come iniziano a tendersi verso l'alto e come anche la pelle si tende verso l'alto.

3. Visualizzate il viso, percepite la pelle che si tende, cancellando i segni di decine di anni in pochi minuti.

Fate lo stesso tipo di esercizio nel caso abbiate l'abitudine di guardare sempre in basso mentre camminate. Immaginate un filo sulla sommità della testa, come se vi tirasse verso l'alto. Il vostro portamento migliorerà decisamente e, cosa più importante, la colonna vertebrale vi ringrazierà. Con il tempo basterà solo pensarci e questo lifting naturale diventerà automatico.

Perché nutrirsi consapevolmente è un lifting naturale?

Avete mai pensato che la nostra nutrizione interna (cibo e acqua) ed esterna (prodotti per l'igiene personale e cosmetici) influenzano direttamente il nostro aspetto? Rughe e cedimenti della pelle raccontano il modo in cui ci siamo presi cura dell'epidermide: ci dicono se le abbiamo fornito ciò di cui aveva bisogno attraverso alimentazione, stile di vita e trattamenti. Se non volete atrofia dei muscoli, pelle cadente, dolori articolari e umore basso – insomma, invecchiare precocemente – e invece volete vedervi con molti anni di meno e una pelle tonica e luminosa, provate almeno per tre o quattro mesi a togliere i prodotti sottoelencati. Vedrete che tutto l'organismo ne trarrà beneficio.

Ogni giorno incontriamo persone che hanno una cattiva salute a causa di una dieta sbagliata. Molte di loro sono ostaggio dell'industria alimentare e non possono fare a meno del cibo spazzatura. Eppure tutto ciò che ingeriamo in cibo e bevande dovrebbe servire, in teoria, come materiale da costruzione per le cellule del nostro corpo, non solo per appagare i sensi.

Sfortunatamente la prospettiva di una vita sana non interessa per nulla queste persone. D'altra parte esistono, da qualche tempo, tante altre persone che vogliono veramente risolvere i problemi di alimentazione personali e della propria famiglia. Oggi, grazie al web e ai media, abbiamo a disposizione un enorme numero di informazioni sulla corretta alimentazione; ma molta gente, a oggi, vive nella confusione, dal momento che non si è ancora sviluppato un sistema unificato di scelte alimentari competenti. Quindi non c'è ancora il risultato desiderato.

Questo libro contiene le informazioni pratiche per mangiare sano che abbiamo adottato da molti anni per noi stessi e per i nostri clienti. Siamo profondamente convinti che se una persona si rendesse conto che il cibo che consuma è materiale da costruzione, fonte di energia e alimentazione per il corpo, certamente inizierebbe a compiere una scelta consapevole dei prodotti, anche se questo processo richiederebbe tempo.

Perché saper scegliere tra gli scaffali
Nutrirsi non dovrebbe essere un'azione pericolosa, perciò si dovrebbero eliminare i prodotti che portano con sé le tossine che avvelenano l'organismo. Ci stupisce che oggi il mercato sia invaso di prodotti che sono pieni di conservanti e di prodotti

chimici vari. La nutrizione deve essere completa e bilanciata, deve contenere, in proporzione, le necessarie quantità di nutrienti base, ovvero proteine, grassi, carboidrati, micro e macronutrienti, tra cui vitamine, minerali, amminoacidi, fibre, acidi grassi ecc.

Il principio migliore consiste nello scegliere cibo che non abbia subìto eccessive elaborazioni, o meglio che non ne abbia subita nessuna. È necessario evitare il cibo supersaturo tipo *fast food*. Troppo salato, troppo dolce, troppi conservanti, coloranti, esaltatori di sapidità. Le sostanze che si usano nella fabbricazione di questi prodotti aumentano il carico tossico sull'organismo.

Le tre principali droghe in commercio sono zucchero, sale e grassi. Più li mangi e più li vuoi. Sono tre droghe legali. Noi le chiamiamo così, perché tutto quello che crea dipendenza è catalogato come "droga". I prodotti che devono essere tolti completamente sono quelli da cui il corpo non trae nutrimento e, anzi, rendono più difficile lo svolgimento delle sue funzioni: insaccati, carni sottovuoto, carne di maiale, frattaglie, würstel, polpette di pesce, precotti e congelati, tortellini, carne in scatola, pesce affumicato, bastoncini di granchio, maionese, ketchup, olii raffinati, margarina, burro con meno dell'82% di grasso, latte animale, formaggi, formaggini, sottilette, latticini con scadenza di conservazione a più di sette giorni tipo kefir, panna, tutti i succhi di frutta zuccherati, tè freddo in bottiglia e altre bevande energetiche, bevande gassate dolci e non dolci, caffè, caffè solubile, cioccolata, chips e patatine, marmellata, dolci, yogurt con pezzi di frutta o marmellata con più di 14 giorni di conservazione, qualsiasi prodotto di pasticceria dolce.

E, ancora, frutta secca, soprattutto quella bella da vedere, frutta candita, gelato, frutta importata, uvetta. Le arachidi, ad esempio, nel senso letterale della parola, sono farcite di muffa che può essere un potente allergene. Possono essere sostituite con anacardi, mandorle, noci e noci brasiliane. Se nella frutta o nella verdura vedete una macchia di muffa, anche piccola, non mangiatela perché la colonia batterica e i funghi sono già germogliati. E con la stessa forza germineranno in te. Vogliamo ricordare che i funghi vivono di zuccheri e, in assenza di questi, non proliferano.

L'elenco dei prodotti di cui non nutrirsi potrebbe andare avanti a lungo: sottaceti, vino, superalcolici, salse e spezie, brodo fatto con il dado, pane e prodotti a base di farina bianca contenenti lievito. Anche prosciutto e carne affettata in confezioni sottovuoto sono una vera "bomba", con un minimo di proteine e, fondamentalmente, acqua, sale, esaltatori di sapori e una colonia di funghi predatori.

Qual è il problema dei *fast food*? Usano olii che friggono per tempi infiniti. E anti-acidificanti per mantenere il prodotto più a lungo. Molti dietologi accusano questo cibo di avere tante calorie, grassi saturi, carboidrati e sale. Consumarlo porta ad avere capelli privi di luminosità, brufoli, punti neri sul viso, per non parlare dei disturbi a livello di digestione, dello sviluppo di aterosclerosi, cellulite e ipertensione.

I succhi di frutta confezionati contengono un'enorme quantità di acido citrico; più lungo è il periodo di conservazione, maggiore è la quantità di conservante nella composizione. L'acido citrico (E330) non è classificato ufficialmente come conservante, pertanto tutti i prodotti che contengono acido citrico e non altri conservanti sono chiamati naturali. Assumere E330 in grandi quantità minaccia la salute dei reni, specialmente nei bambini. Il consumo regolare di questi succhi, così come di tutti i prodotti che contengono questo conservante, può provocare danni alla membrana renale, stimolare la formazione di sali nelle urine e di calcoli nei reni. Una singola tazzina di caffè deruba l'organismo del fabbisogno giornaliero di calcio, quindi vedete voi quanti caffè bere al giorno, tenendo presente che inoltre riceverete una bella dose di sostanze potenzialmente cancerogene date dalla tostatura del seme.

Le bevande gassate, e quelle dolci in genere, non solo non dissetano, ma disidratano in maniera piuttosto seria. Le bevande energizzanti contengono dai 70 ai 500 mg di caffeina di origine artificiale e una grande quantità di zucchero, perciò causano un rapido aumento di energia e una brusca caduta di efficienza, seguiti da un equivalentemente rapido e deciso calo di forza.

Birra: dove sono andati a finire i veri uomini? Non è una battuta. La birra in grandi quantità contiene ormoni vegetali analoghi agli ormoni sessuali femminili, i cosiddetti fitoestrogeni. Una quantità esagerata di fitoestrogeni cambia alla radice il sistema ormonale maschile portandolo allo squilibrio. Invece la quantità eccessiva di fitoestrogeni nelle donne abbassa la produzione dell'ormone femminile che si chiama progesterone e può portare allo sviluppo di malattie degli organi femminili.

Patatine fritte, noccioline fritte e altre delicatezze croccanti contengono una sostanza che è in grado di provocare mutazioni del codice ereditario e hanno un marcato effetto cancerogeno (l'acrilamide è una sostanza molto tossica che si forma durante il processo di cottura, a temperature superiori ai 120-140°C, negli alimenti ricchi di carboidrati). Questo è uno dei motivi per cui gli esperti consigliano di limitare il consumo di cibi fritti, soprattutto se questi vengono impanati prima di essere messi nell'olio.

I lieviti termofili, che si trovano in quasi tutti i prodotti di pasticceria, riforniscono i funghi nel corpo. Questi non sono sensibili alla temperatura del nostro corpo, neppure all'acido cloridrico del nostro stomaco. Si moltiplicano attivamente intensificando il processo di putrefazione e fermentazione nell'intestino e sulla mucosa dell'intero tratto gastro-intestinale, riducendo il sistema immunitario e portando alla disbiosi.

Questi lieviti sono i migliori amici dei funghi della famiglia Candida. Quindi, se siete amanti di birra, dolci, pasticceria, prodotti a base di farina bianca e lievito, formaggio, patate, banane e uva, l'intestino può diventare un "colapasta" attraverso cui il pasto non digerito porta allo sviluppo di sostanze tossiche e di parassiti (sui quali scriveremo un libro specifico). Ciò può comportare, ad esempio, un'eccessiva difficoltà a liberarsi della candidosi.

Uno dai casi che abbiamo trattato è quello di un ex ufficiale della Marina che era stato dichiarato invalido per problemi psichici: si svegliava di notte con allucinazioni e temendo per la vita di sua moglie. Nel lungo periodo di servizio all'interno di un sottomarino, aveva respirato umidità e muffe che avevano nutrito la candidosi. Una nutrizione scorretta e la mancanza di aria pura avevano peggiorato la situazione e nessuno aveva intuito che fosse proprio la candidosi a scatenare le reazioni di pazzia.

Fu mandato in pensione anticipata e curato soltanto con psicofarmaci, senza avere miglioramenti, e la moglie Maria, disperata, ci contattò per essere aiutata. Dopo una sessione individuale con lui, parlando con il corpo tramite il Metodo PuzzleKey, scoprimmo che si trattava di un avvelenamento da Candida, che avrebbe potuto regredire se lui avesse cambiato il proprio stile di vita. Ossigenare il sangue (bere tanta acqua naturale e fare attività fisica moderata), detossinare con le erbe (per il sistema circolatorio, linfatico, respiratorio, urogenitale e nervoso), mangiare sano (eliminando i prodotti sopraelencati) e, infine, elemento decisivo, supportare con integratori alimentari. Dopo soli otto mesi, il colonnello Yuri era una persona completamente diversa e solare, e con lui la sua famiglia. Tutti in famiglia seguirono lo stesso stile di vita e la moglie Maria riuscì a eliminare le iniezioni di insulina contro il diabete.

Le infezioni da muffe e funghi, nel corso del tempo, portano allergie alimentari e ipertensione e, soprattutto, indeboliscono le difese del corpo. Se volete prolungare la vostra vita, comprate pane di segale senza lievito, o altri prodotti senza lievito o, ancora meglio, fate dolci, biscotti e pane a casa. Marmellate fatte con zucchero bianco e simili sarebbero da evitare assolutamente.

Perché mai mangiare lo zucchero?

Che non si possa vivere senza le ghiandole surrenali non è una leggenda. Molte persone, tuttavia, le mettono a dura prova ingerendo quantità industriali di carboidrati raffinati, attraverso pasta, pizza, dolcetti, biscotti, pane, cioccolatini, caramelle, bevande dolci, caffè e alcolici. Questi zuccheri semplici arrivano direttamente al sangue, dove rompono l'equilibrio tra glucosio e ossigeno portando l'organismo in crisi. Esistono ricerche della metà del 1900 che stabiliscono una correlazione tra zucchero e schizofrenia. Inoltre, alti livello di zucchero (glucosio) nel sangue portano a diversi tipi di allergie dovute al cattivo funzionamento delle ghiandole surrenali.

Un'enorme quantità di ricerche suggerisce che lo zucchero è un nemico letale. Lo zucchero grezzo, che sia di canna o di barbabietola, prima di essere messo in commercio subisce un trattamento alcalino con latte di calcio, e successivamente con calce viva, quindi viene a contatto con acido carbonico e anidride solforosa, viene cotto più volte, raffreddato, cristallizzato, centrifugato. A questo punto ha perso gran parte dei minerali e dei preziosi componenti che aveva in origine. Lo zucchero così ottenuto si chiama "zucchero greggio" e ha un colore bruno.

Lo zucchero raffinato bianco è quello che si ottiene lavorando ulteriormente lo zucchero greggio, trattandolo con carbone animale. Lo zucchero bianco viene messo nei succhi di frutta, nelle bevande sportive e inserito in quasi tutti gli alimenti trasformati, anche in quelli apparentemente salati, e noi non ne siamo consapevoli. Persino nei salumi e in alcuni formaggi. Nancy Appleton, PhD, autore del libro *Lick the Sugar Habit*, ha stilato una lunga lista dei tanti modi in cui lo zucchero può rovinare la salute mettendo insieme le ricerche pubblicate su un vasto numero di riviste mediche.

Noi adoperiamo in maniera limitata ed esclusivamente lo zucchero integrale di canna, il Mascobado, uno zucchero dal caratteristico colore scuro e dal sapore particolare. È un prodotto ottenuto da lavorazione artigianale e mantiene inalterati gran parte dei sali minerali (soprattutto ferro) e dei componenti originali della canna da zucchero.

Perché mai senza vitamine?

Molti terreni da coltivazione sono a monocoltura e perlopiù

esauriti. I fertilizzanti chimici non apportano alle piante il necessario fabbisogno di sali minerali e altre sostanze utili, divenendo una vera a propria bomba chimica ad azione ritardata. Gran parte della verdura e della frutta viene raccolta verde e immatura, affinché possa arrivare integra sugli scaffali dei supermercati.

Il segreto della natura sta nel fatto che vitamine e altri importanti componenti per la salute del corpo umano vengono prodotti solo dalla luce del sole, quando il frutto è attaccato alla pianta. E potrà essere strappato dal ramo solo quando sarà maturo, perché solo allora conterrà le sostanze preziose per la nostra vita.

La mia insegnante, Marina Maltseva, dottoressa in Neurologia e specializzata in Nutrizione, ci ha riportato che, da ricerche effettuate, il 70-90% delle persone ha carenza di vitamina C, il 40-80% di acido folico, il 40-60% di vitamina A, il 20-30% di vitamina B12, il 24-60% di vitamina E, il 20-55% di micro e macroelementi. Tutte queste sostanze sono estremamente necessarie per il corpo come materiale da costruzione, per le reazioni biochimiche, per il fabbisogno energetico e così via.

Perché siamo in deficit di proteine?

Le proteine sono grandi molecole composte da sostanze speciali, gli amminoacidi, come un grande edificio fatto di mattoni. Di per sé la proteina non entra nel nostro sangue così com'è, ma viene scomposta in amminoacidi nel tratto digestivo, ed è sotto questa forma più semplice che entra nel flusso sanguigno, in modo che il nostro corpo possa costruire ciò di cui ha bisogno: enzimi, ormoni, membrane cellulari e altro ancora.

È facile capire che, oltre ad assumere proteine di alta qualità, si deve avere anche un buon sistema enzimatico per poterle assimilare completamente. Con un aumento di lavoro fisico, stress emotivo o carico intellettuale, nel corpo femminile la carenza di proteine si evidenzia prima di tutto sulla pelle (e nessuna crema potrà aiutarvi, se proprio non c'è materiale da costruzione), poi su cartilagini, legamenti, muscoli e così via. A lungo andare, questo porta a una triste prospettiva: atrofia dei muscoli, pelle cadente, rovina dell'umore.

Soprattutto è necessario equilibrare le proteine nella nutrizione dei bambini. Le proteine di cui hanno bisogno servono non solo per la crescita e lo sviluppo, ma anche per il sistema immunitario. Perché i bambini di oggi sono così spesso malati? Perché hanno una carenza di vitamine e oligoelementi necessari a produrre gli enzimi e il loro sistema immunitario non ha materiale sufficiente per svolgere le proprie funzioni. Il corpo non può ottenere una quantità adeguata di proteine se ci si nutre principalmente di pasta, panini, salsicce, würstel, dolci e bibite gasate. In questo modo si affatica solo il pancreas, facendolo lavorare per ottenere materiale che non serve all'organismo (il succo pancreatico, con i suoi enzimi della digestione, ha la funzione di scindere proteine, zuccheri e grassi).

Perché non far mancare i grassi?

I grassi sono l'elemento più importante dell'alimentazione per preservare la salute del cervello, degli occhi, dei reni, della pelle, e l'integrità delle membrane di qualsiasi cellula del nostro corpo. La base per la produzione di ormoni sessuali è il colesterolo. Pertanto, il sistema nutrizionale dell'adolescente e dell'adulto, nel complesso, dovrebbe includere la quantità necessaria di grassi saturi e insaturi. L'eliminazione dalla dieta dei grassi essenziali, l'entusiasmo per i grassi "magri" e le diete minacciano le giovani ragazze e le donne con problemi alla sfera ormonale, oltre a quelle in menopausa.

La nostra nutrizione, in particolare quella dei bambini, deve necessariamente essere bilanciata con gli acidi grassi essenziali del corpo. Ciò significa che sostanze come omega-3, omega-6 e omega-9 dovrebbero essere presenti nella dieta quotidiana in proporzioni uguali. Un'alimentazione bilanciata di grassi, necessita di burro, uova e pesce pescato nei mari. Un eccellente fornitore di grasso facilmente digeribile è l'avocado.

Perché equilibrare cibi acidi e cibi alcalini?
Il corpo umano è alcalino di base, invece le trasformazioni chimiche che avvengono al suo interno producono acidi che andranno eliminati. Il cibo di cui si nutre l'uomo moderno purtroppo contiene una grande quantità di prodotti che portano a una seria acidificazione. Questa condizione a sua volta genera mancanza permanente di ossigeno, lo sviluppo di varie malattie croniche e perfino di patologie oncologiche.

Nel 1939, Otto Heinrich Warburg ricevette il premio Nobel per aver dimostrato che le cellule tumorali si moltiplicano in ambiente privo di ossigeno. L'acidificazione impedisce alle cellule immunitarie di esercitare pienamente le proprie funzioni, riduce l'attività degli enzimi, rallenta il metabolismo e così via.

Tra i cibi acidi troviamo tutti gli alimenti proteici: carne, pollame, pesce, frutti di mare, legumi, farina (compresi i prodotti a base di farina di segale), tutti i dolci, tutte le bevande analcoliche, compresi succhi di frutta e tè (a eccezione di quelle ottenute da erbe). Tra gli alimenti alcalini si trovano invece verdure (cavolo, barbabietola, cetriolo, rapa, zucca, carota), cereali e alcuni frutti (pera, anguria, lampone, avocado, limone).

Perché la nutrizione consapevole ringiovanisce la pelle?
Quando si tratta di prevenire o attenuare gli effetti del tempo, ciò che mettete nel piatto ogni giorno conta tanto quanto i prodotti che usate per la pelle. La parola d'ordine è: antiossidanti. Minerali, acqua e vitamine sono gli ingredienti immancabili in una nutrizione consapevole, per mantenere la pelle giovane a lungo.

La capacità del cibo di modificare il corpo in senso positivo o negativo è riconosciuta sia dalle antiche medicine orientali sia dalle più moderne scoperte scientifiche. Una nutrizione consapevole contribuisce in modo significativo a mantenere e a migliorare la salute e l'aspetto, mentre un'alimentazione scorretta può provocare numerosi squilibri, oltre a essere uno dei maggiori fattori di rischio per numerose patologie.

Il cibo è nutrimento per i nostri bisogni corporei e per le nostre esigenze psicologiche, perché è strettamente legato ai nostri comportamenti, ai nostri sentimenti e alle nostre emozioni. Quindi dobbiamo essere consapevoli delle sue componenti emotive per viverlo con serenità, gusto e armonia. Se l'organismo, inteso come macchina, funziona bene, anche la mente sarà lucida e serena. Se al contrario l'organismo è intossicato dal cibo spazzatura, allora anche la mente sarà inquieta, insoddisfatta, in disarmonia e la nostra energia verrà sprecata per sopravvivere e non per godere della vita.

Non dobbiamo mai dimenticare che è l'energia a determinare la nostra vita e non gli eventi. Con il Metodo PuzzleKey potrete da subito capire quali sono gli alimenti migliori per il vostro fisico testando ogni singolo prodotto, divertendosi in famiglia o facendo shopping, da soli o in compagnia.

In questo capitolo vi abbiamo dato tutte le informazioni base utili per ricostruire e proteggere le vostre cellule; nel prossimo ci avventureremo alla scoperta di ciò che tutti noi abbiamo ereditato, ciò che portiamo dentro di noi fin dalla nascita e che determina il nostro successo in società, perché influenza profondamente il nostro essere.

RIEPILOGO DEL CAPITOLO 3:

- SEGRETO n. 1: i pensieri generano un campo di energia che viene convertito in un segnale biochimico capace di curarci in modo del tutto naturale.

- SEGRETO n. 2: l'esercizio Eget Porta è collegato alla vibrazione del Multiverso, che fa fluire l'energia per materializzare i nostri desideri.

- SEGRETO n. 3: l'esercizio "La Vasca della Giovinezza" è una visualizzazione utile per rigenerarsi; «L'acqua è il messaggero che il Multiverso ha scelto per comunicare con noi. L'acqua è vita» (Masaru Emoto).

- SEGRETO n. 4: con l'esercizio dei "fili invisibili" il vostro portamento migliorerà decisamente e, cosa più importante, la vostra colonna vertebrale vi ringrazierà.

- SEGRETO n. 5: per avere una pelle tonica e luminosa, provate almeno per tre o quattro mesi a togliere il cibo spazzatura dalla vostra dieta: tenete sempre presente che il cibo è materiale da costruzione.

- SEGRETO n. 6: le tre principali droghe in commercio sono: zucchero, sale e grassi; sono tre droghe legali.

- SEGRETO n. 7: la candidosi può scatenare reazioni di pazzia ed esiste una correlazione tra zucchero e schizofrenia, dovuta al cattivo funzionamento delle ghiandole surrenali.

- SEGRETO n. 8: la carenza di vitamine, proteine e grassi si evidenzia prima di tutto sulla pelle, poi su cartilagini, legamenti, muscoli, cervello, occhi e reni.

- SEGRETO n. 9: la nutrizione dell'uomo moderno porta a una seria acidificazione, con sviluppo di varie patologie.

- SEGRETO n 10: non dobbiamo mai dimenticare che è l'energia a determinare la nostra vita e non gli eventi!

Capitolo 4:

Il nostro Io interiore e le zone erogene (1ª parte)

Com'è iniziato tutto

Siamo venuti a conoscenza per la prima volta del metodo degli 8 Vettori leggendo il libro *Il lusso del pensiero sistemico* di Viktor Tolkachev, che ha ricevuto riconoscimenti a livello internazionale.

Ci incuriosimmo subito e, cercando altro materiale, trovammo il sito di Yuri Burlan, dove si potevano leggere migliaia di ringraziamenti per i risultati che i suoi clienti avevano ricevuto in diverse sfere della propria vita.

Ci bastò qualche altra informazione per toglierci qualsiasi dubbio sul fatto che questi studi sono una vera soluzione per chiunque, anche per chi non ama meditare, fare yoga, esercizi, visualizzazioni o pratiche di altro genere. È necessario solo ascoltare e godere, seduti comodamente in poltrona, di uno spettacolo nel quale ciascuno si sente protagonista e che al contempo migliora la propria vita.

Da quando sono venuta a conoscenza di questo metodo, ho deciso di dedicarmi a questa scienza così semplice e divertente. Per anni mi sono dedicata alla mia missione di vita, ossia aiutare le persone a prendere la vita nelle proprie mani. Una frase di Viktor Tolkachev che ha risuonato da subito in me è: «Sono stanco di vedere le persone comportarsi come le mosche nel bicchiere, senza poterle aiutare. Avete presente che cosa fa la mosca che sbatte stupidamente dentro al bicchiere? Compie azioni automatiche che non possono essere controllate, fino allo sfinimento».

Forse con le sessioni individuali del Metodo PuzzleKey non riusciremo personalmente ad aiutare tutti a "uscire dal bicchiere" perciò vi vogliamo dare un ulteriore strumento che potrete applicare direttamente riconoscendo in voi determinate caratteristiche. Si tratta dell'analisi basata sugli 8 Vettori. Una volta soddisfatti dentro, sarete più belli anche fuori.

Un Vettore è un insieme di proprietà innate, desideri e abilità che determinano il pensiero di una persona, i suoi valori e il modo di muoversi nel corso della vita. Ogni Vettore corrisponde a un canale particolarmente sensibile attraverso cui ricevere e dare informazioni; questo canale, nella psicoanalisi del sistema dei Vettori, è chiamato zona erogena.

Ci sono otto Vettori che corrispondono a otto zone erogene: Pelle (pori sulla pelle, ghiandole sebacee e sudoripare), Ano, Ombelico, Uretra (incluso pene e vagina), Occhi, Naso, Bocca, Orecchie. Una parte dei Vettori riguarda la parte superiore del corpo (uditivo, visivo, olfattivo e orale), un'altra la parte inferiore (anale, dermico, uretrale e muscolare).

Ogni persona ha un determinato set (insieme) vettoriale, ovvero il suo comportamento è determinato da una combinazione di più Vettori. Al variare della combinazione specifica di Vettori nella vita, cambiano gli scenari. Dal Vettore dipendono il tipo di pensiero, i valori, le priorità, la sessualità, lo stato mentale, la salute fisica e il grado di soddisfazione nella vita di una persona. I Vettori sono presenti fin dalla nascita; la loro qualità non può essere cambiata ed è necessario svilupparli e realizzare il loro potenziale per intero. Le qualità di ogni Vettore si sviluppano dalla nascita di una persona fino alla sua completa maturazione sessuale.

Il sistema di Vettori psicologici nasce da un piccolo articolo scritto da Sigmund Freud nel 1908. Nel lavoro intitolato *Carattere ed erotica anale*, Freud descrisse brevemente le caratteristiche psicologiche delle persone che hanno la zona dell'ano particolarmente sensibile: «Tra i miei pazienti, ho incontrato un tipo speciale di persone con una combinazione di tratti specifici. Durante l'infanzia, tutti hanno mostrato una serie di caratteristiche associate a una singola funzione fisiologica. Ho avuto l'impressione che queste persone siano collegate organicamente al lavoro di un particolare organo nel nostro corpo».

In effetti, qui Freud afferma che il carattere di una persona non è connesso all'educazione, alle condizioni di vita o ad altri fattori esterni, ma alla funzione di alcuni organi. Questa è una dichiarazione piuttosto audace per i primi del Novecento. Non è un segreto che molti scienziati (ad esempio Ippocrate) abbiano a lungo associato la natura di una persona alle attività del cuore, del fegato e di altri organi interni. Ma Freud nella sua ricerca ha parlato in modo abbastanza differente. La sua idea principale è che sono proprio questi buchi o, più precisamente, la sensibilità di queste zone ad avere una forte influenza sul nostro carattere.

Freud dichiarò apertamente che la sensibilità dei nostri buchi determina tutte le sfere della vita umana: dalla salute alle predilezioni sessuali, dalla scelta di una professione allo stile nel fare affari. Tuttavia le persone non erano pronte ad ascoltarlo.

Il pensiero sistemico è la capacità di vedere tutto nel suo complesso, di comprendere che nel nostro mondo tutto si sviluppa ed è descritto da leggi uniformi. Alcuni di noi nascono con orecchie particolarmente sensibili e l'udito sviluppato, altri con occhi particolarmente sensibili e con una vista acuta. Il termine "sensibilità" qui significa non solo la capacità di percepire il mondo che ci circonda, ma anche una speciale tenerezza (vulnerabilità e insicurezza) dell'organo sensoriale o di alcune zone del corpo; cioè sensibilità al danno, ai microbi e ad altre influenze esterne. Pertanto l'occhio sensibile non è solo particolarmente acuto, ma anche particolarmente delicato: una piccola macchia nell'occhio può diventare un grosso problema per quella persona.

Un'altra caratteristica dell'organo, o zona, "sensibile" è la necessità di un piacere appropriato. Molto semplicemente si può dire che l'occhio sensibile ama guardare le belle viste, l'orecchio sensibile ascoltare i suoni armoniosi, il naso sensibile percepire odori piacevoli (e naturalmente ognuno ha propri odori che ritiene "piacevoli"). Se l'organo sensibile riceve in abbondanza tali piaceri, sarà in armonia ed equilibrio, cioè sano. Se il piacere non è sufficiente, ci saranno problemi di salute, fisici ed emotivi.

Viktor Tolkachev ha sviluppato in modo indipendente il concetto di psicoautoanalisi del Sistema Vettoriale, basato su qualsiasi realtà osservabile: spazio, tempo, informazione ed energia. È così che si è evoluta la psicoautoanalisi dei Vettori. Tolkachev ha rivelato che i ruoli sociali, nell'umanità, sono attribuiti geneticamente.

L'umanità è sopravvissuta perché ogni membro della comunità primitiva ha svolto la propria funzione. La civiltà ha complicato le relazioni fra le persone, ma non ha modificato i programmi genetici.

Ogni Vettore ha due proprietà principali, direzione e grandezza, o intensità. In ogni persona sono presenti tutti gli 8 Vettori, ognuno dei quali può essere in percentuale variabile dallo 0% al 100%. La teoria di Viktor Tolkachev è stata perfezionata dal suo discepolo Yuri Burlan, il quale l'ha modernizzata e attualizzata. Allo stato attuale è più comprensibile anche per i non specialisti. In questo periodo sto frequentando la scuola Yuri Burlan's System Vector Psychology, diretta da Yuri Burlan.

Non mi è possibile riportare qui l'enorme quantità di informazioni che ho elaborato, si tratta di centinaia di ore di studi. Ho ideato e strutturato diversi servizi che vi permetteranno di approfondire questo tema, crescendo insieme a me.

Potrete imparare quali sono i Vettori incorporati in voi dalla nascita e quanto sono sviluppati, o se state realmente utilizzando il potenziale che c'è in voi. Vi sentirete più vitali, meno depressi. Aspirerete all'amore e non avrete fobie o paure. Vivrete in armonia la sessualità di coppia e sarete in grado di crescere meglio i vostri figli.

Ora vi darò una breve descrizione degli otto Vettori e di come determinano il mondo interiore dell'uomo, nell'inconscio. Innanzitutto ecco gli 8 Vettori con i relativi fori: Vettore Pelle – Pelle (pori ghiandole sudoripare), Vettore Anale – Ano, Vettore Muscolare – Ombelico, Vettore Uretrale – Uretra (e vagina), Vettore Visivo – Occhio, Vettore Uditivo – Orecchio, Vettore Orale – Bocca, Vettore Olfattivo – Naso.

1. Vettore Pelle (o Dermico)
Gli affari prima del piacere.
Ogni mugnaio tira l'acqua al suo mulino.
Colui che non da valore ad un centesimo, non ne avrà mai.
La vita è movimento.

Percentuale: 24% della popolazione.
Archetipo: limitazione dei bisogni primari.

Ruolo in società: nei periodi di pace il Vettore Dermico era responsabile per la fornitura di cibo alla tribù. Nei periodi di guerra era un cacciatore e razionava le derrate alimentari.

Caratteristiche generali

Il massimo comfort di colore è il kaki.

La geometria del massimo comfort è una croce.

Il tipo di pensiero è logico.

Caratteristiche psicologiche

Nella società primitiva le persone Dermiche erano comandanti, guidavano e conducevano i guerrieri. La disciplina è una qualità inerente solo agli uomini con un Vettore Dermico; proprio per questo sono in grado di guidare e dare disciplina agli altri. Durante i periodi di pace, gli uomini Dermici erano coloro che conservavano il cibo e si preoccupavano che ce ne fosse sempre a disposizione. Questa loro caratteristica è stata molto utile nelle epoche passate e ha salvato delle vite; a oggi la possiamo vedere in alcuni anziani che conservano in maniera eccessiva, quasi che il mondo dovesse terminare l'indomani.

Successivamente, con l'evoluzione dell'economia verso forme legate al potere e alle risorse, l'uomo Dermico iniziò a esprimere la propria natura di inventore, creando alcune tra le più efficaci invenzioni (la ruota, per esempio). Le persone dermiche divennero per lo più inventori, razionalizzatori e ingegneri. Contribuirono con archi, lance, carri, strade e altre strutture ingegneristiche. La costruzione e la tecnologia sono state migliorate nei secoli proprio grazie a queste persone.

Caratteristiche fisiche

La pelle è elastica e il corpo è incredibilmente flessibile e mobile. L'uomo Dermico puro, senza altri Vettori, ha sempre gambe lunghe e snelle e una colonna vertebrale flessibile che gli permette, ad esempio, di ballare in maniera brillante. Solo le donne dermiche possono camminare con grazia e rapidità indossando scarpe con tacchi a spillo. I movimenti di queste persone sono accurati e abili ed è sempre un piacere vederle lavorare.

Oltre a un corpo flessibile, gli uomini Dermici hanno una psiche flessibile. La loro caratteristica distintiva è la capacità di invertire la propria rotta. Oggi affermano una cosa e domani ne provano un'altra completamente contraria. Sono realmente interessati solo a quanto possono ottenere e guadagnare da ogni situazione, momento per momento.

La flessibilità psicologica consente alle persone Dermiche di adattarsi facilmente e rapidamente a qualsiasi condizione dinamica, che si tratti di un cambiamento del posto di lavoro o di un trasferimento in un'altra città o in un altro paese. Questa grande dinamicità, che comporta spesso un superlavoro nel Vettore Dermico, causa problemi alla pelle e fa sì che si manifestino eruzioni cutanee o acne.

Un altro tratto distintivo del Dermico è il pensiero logico. Sono sue affermazioni caratteristiche: «Logicamente...» «Questo non è logico»; «Dov'è la logica?» e così via. Nel cervello degli uomini Dermici le connessioni di causa ed effetto si accumulano con una precisione così sorprendente che per loro diventa facile inventare, progettare, tenere conti e statistiche. La maggior parte di essi non si permette grandi elogi nei propri confronti, e nemmeno troppe emozioni. Sono sobri e segreti. Rispondono sempre a una domanda con una domanda, per non dire mai nulla di se stessi, chiedono tutto per raccogliere il maggior numero di informazioni sugli altri. Concentrare è il loro punto di forza.

L'essenza delle persone Dermiche è l'esigenza interiore di limitare, proibire e controllare. Le loro parole chiave, da cui riconoscerle, sono «No» o «Non si può». Inizialmente preferiscono dire di no, forse successivamente saranno d'accordo con voi. Pensano a diverse razionalizzazioni per giustificare il proprio comportamento. Eppure in realtà la loro natura è piuttosto semplice: provano piacere nell'eseguire le loro naturali funzioni di proibizione e limitazione.

L'uomo Dermico odia il ritardo e fa economia di tempo. Si sveglia cinque minuti prima che suoni la sveglia ed è un maestro di puntualità e precisione. I dermici possono svolgere più compiti e avere successo; non vogliono fare tutto alla perfezione (come il Vettore Anale), preferiscono fare il più possibile in un tempo limitato. Frasi che amano ripetere: «I ricchi sono coloro che risparmiano»; «Quelli che non mettono da parte un soldo non ne avranno mai» e così via.

Gli uomini Dermici stressati adorano le svendite. Aspettano che le cose che vogliono scendano del 15%, poi del 30% o del 50%. Quasi soffrono se pagano più del dovuto, anche se di pochi centesimi. L'unica cosa su cui non risparmiano è la salute. Consumano vitamine, integratori alimentari e osservano attentamente la loro alimentazione. Sono clienti abituali di saloni di bellezza e SPA.

La parte più sensibile delle persone Dermiche è la pelle. Hanno bisogno di contatto tattile, spesso possono prendere l'iniziativa di accarezzare e toccare le persone e, naturalmente, a loro piace essere trattati allo stesso modo. Questo è il motivo per cui sono considerate affettuose e accattivanti. La libido maschile Dermica, rispetto a quella degli altri Vettori, non è forte. Questo è il motivo per cui non sono sessualmente legati a un solo partner. La novità di avere un nuovo partner muove il loro desiderio sessuale. Le relazioni normali con una persona Dermica non durano a lungo. Stanno nei rapporti ma, se c'è qualche altro interesse a portata di mano, possono lasciare il loro partner senza voltarsi indietro.

I matrimoni di convenienza e gli atti di infedeltà hanno origine dal

Vettore Dermico, ma per loro si tratta solo di un cambiamento di partner sessuale, senza legame sentimentale di alcun tipo. La libido debole costringe una persona Dermica ad aumentare il proprio gioco sessuale salendo la scala della carriera lavorativa e aumentando il proprio status sociale. Uno status sociale alto e la prosperità la rende più attraente per i partner sessuali.

Questo è il motivo per cui un uomo Dermico è molto ambizioso e sicuro di sé. La crescita della carriera e il denaro sono molto importanti per lui. Non è un capo, è un leader. Oggi le persone Dermiche mature e sviluppate diventano ingegneri e legislatori. La civiltà moderna è costruita sulla legge e sui diritti individuali. La civiltà occidentale è portatrice della mentalità Dermica. Prima della pubertà, il bambino Dermico viene addestrato in varie discipline e sport. È necessario venire a un accordo con lui, come «se fai questo, allora puoi divertirti» o «se studi, ti comprerò una bicicletta». È estremamente importante mantenere questa promessa, altrimenti un bambino truffato crederà per sempre che le promesse possono non essere mantenute e potrà arrivare a pensare che tutti siano bugiardi.

La routine è molto significativa per i bambini Dermici. È importante controllarli e spiegare loro perché non possono fare una cosa o un'altra. È necessario insegnare loro a obbedire, in modo che in futuro siano in grado di prendere il controllo. Lo stimolo frequente e doloroso sulla pelle delicata e sensibile si traduce in un adattamento al dolore che può persino diventare piacevole e desiderabile. È così che si sviluppa il masochismo. In alcuni casi lo stimolo doloroso prende possesso della vita di una persona, portandola al fallimento. I ragazzi Dermici che vengono picchiati durante l'infanzia sono i masochisti del futuro.

È importante tenere presente che un bimbo di tipo Dermico attivo, e quindi agile, dispettoso, sempre pronto a nuovi "sforzi eroici" e avventure, se colto in flagrante cercherà di negare e mentire per evitare punizioni. In caso gli siano inflitte punizioni fisiche, poiché queste feriranno la sua zona erogena cutanea, cercherà di scaricare lo stress con qualche piccolo furto, per esempio rubando gli spicci dalle tasche dei compagni di classe. Nel Vettore Dermico, lo stress sviluppa un desiderio archetipico di furto che un bambino non riesce a gestire, attirando con ciò la rabbia dei genitori.

Lo stimolo per l'educazione dei maschietti di tipo Dermico può essere uno stimolo materiale. La punizione adeguata nel corso dell'educazione di un bimbo Dermico – la limitazione nello spazio e nel tempo – non intralcia lo sviluppo delle sue qualità, permettendogli alla fine di diventare un bravo imprenditore, ingegnere, economista, legislatore ecc.

Un bambino con un Vettore Dermico ha, per natura, un grande bisogno di giochi all'aria aperta, di costante movimento. La danza o lo sport sono i settori di possibile applicazione di tali qualità e proprietà. La danza è opportuna per il bambino che, oltre al Vettore Dermico, abbia anche il Vettore Visivo, e quindi interesse per l'estetica e la bellezza, curiosità per la cultura. I club sportivi possono essere utili a tutti bambini col Vettore Dermico, senza eccezione.

Oltre all'attività motoria regolare, necessaria a ogni bambino Dermico, lo sport può offrirgli più competitività e l'occasione di lottare per vincere. Qui può realizzare il suo desiderio di avere successo, di essere il primo. Se non è possibile fornire tale formazione a causa delle circostanze, si può almeno in parte compensare con ginnastica mattutina obbligatoria, jogging, ecc. E, naturalmente, tanti giochi d'azione all'aria aperta.

Le persone con proprietà sviluppate del Vettore Dermico tendono all'autocontrollo e alla disciplina e in età adulta sono in grado di svolgere questa funzione per la società. Sono ottimi manager, dirigenti e organizzatori. Per aiutare il vostro bambino Dermico a sviluppare al massimo queste qualità e proprietà, è necessario creare le condizioni appropriate per lui durante l'infanzia.

Oggi viviamo in un mondo Dermico e in un periodo di tipo Dermico; è importante capire quali sono le difficoltà che ci portano a non poter orientare la nostra vita.

Noi abbiamo dato il nostro contributo per dare supporto al cambiamento. Le vibrazioni che accompagnano la crescita e i cambiamenti della persona Dermica sono i prodotti Vibrazionali della linea "Gocce Vitali" di Alchimia DoctorB: Essenza Floreale Vibrazionale n° 9 "Immacolata" ed Essenza Floreale Vibrazionale n° 20 "Energia positiva".

2. Vettore Visivo

La bellezza salverà il mondo.

Lontano dagli occhi, lontano dal cuore.

La paura ha cento occhi.

Percentuale: 5% della popolazione.

Archetipo: la creazione di cultura che aumenta il valore delle vite personali e di un gruppo.

Ruolo: in tempi pacifici è insegnante per bambini; in periodi di conflitto è una guardia diurna.

Caratteristiche generali

Il massimo comfort è il colore verde.

La geometria del massimo comfort è un cerchio.

Il tipo di intelletto è visivo.

Caratteristiche psicologiche

System Vector Psychology definisce per la prima volta nella storia tutti gli aspetti di questo Vettore. Anche Freud parlava di "personalità isterica" senza sapere che stava parlando del Vettore Visivo; ne parlava come di uno stato patologico, perciò non poteva descrivere gli aspetti del Vettore Visivo sano. Nelle società primitive, il Vettore Visivo aveva la funzione di guardia diurna. Supportate da un'altissima sensibilità visiva, queste persone sono anche oggi attente con gli occhi, come un falco cui non sfugge il minimo dettaglio. La persona Visiva ha una forte capacità di differenziare i colori e di percepire gli odori; è molto sensibile agli odori sgradevoli.

Le capacità di apprendimento della persona Visiva sono le migliori al mondo perché l'uomo riceve il 99% delle informazioni attraverso gli occhi. Per svolgere appieno il proprio ruolo, la persona Visiva deve avere una grande dinamica emotiva. In passato doveva poter provare, ad esempio, un'estrema paura per avvisare immediatamente il gruppo di un pericolo imminente. Anche oggi le persone Visive sono molto sviluppate emotivamente. In ogni situazione provano emozioni quasi esagerate, ma ciò è funzionale al ruolo che hanno. La gamma emozionale della persona Visiva varia tra due picchi: amore e paura. La paura è uno stato che nasce prima di tutto interiormente. La prima paura è: «Ho paura per me stesso e per la mia vita».

Nel processo di sviluppo, lo stato di paura si esteriorizza e la paura per gli altri si trasforma in amore. Quasi tutto ciò che è considerato una paura o una fobia si riferisce al Vettore Visivo. Uscendo dallo stato archetipico della paura, il Vettore Visivo ha un processo di sublimazione in cui trasforma la paura nella capacità di entrare in "simpatia" (secondo il termine originale greco che indica il "provare le stesse emozioni") con gli altri. Questa capacità ha quattro livelli: inanimato, vegetativo, animale e parlante. Il livello più alto possibile con cui il Vettore Visivo può arrivare alla sublimazione è l'amore per le altre persone.

Le persone del Vettore Visivo sono le più deboli del gruppo. Anche il loro sistema immunitario è fragile. Sono le prime ad ammalarsi nelle epidemie di stagione. Non sono in grado di uccidere perché si dispiacciono per la morte di qualsiasi essere vivente, persino dei microbi nel proprio corpo. L'essenza interiore del Vettore Visivo è quella dell'anti-omicidio. Una persona Visiva è consapevole di essere la prima a morire. Questo si manifesta sotto due aspetti: verso l'interno con la paura di perdere la propria vita nello stato di paura e verso l'esterno creando i prerequisiti per comprendere il valore della vita. Nello stato d'amore, il Vettore Visivo è un difensore dell'importanza e dell'inviolabilità della vita.

Allo stato d'amore, una persona Visiva dirige verso l'esterno tutta la sua abbondante dinamica emotiva. È in grado di sentire lo stato emotivo di un'altra persona e di entrare in "simpatia" con essa. Può relazionarsi con lo stato emotivo di un'altra persona ed è in grado di condividerlo. La persona matura Visiva, attraverso la simpatia, allevia lo stress altrui con la propria ampiezza emotiva, quasi che un'emozione più forte consumasse quella più debole.

Nelle relazioni tra un uomo e una donna, i Vettori Visivi sviluppati possono sentire l'amore più profondo, sincero, altruista e genuino l'uno verso l'altro. Viceversa, la persona Visiva il cui stato di paura non è diventato stato di amore ha un assoluto bisogno di essere soddisfatta emotivamente. Sperimenterà infatuazione invece di amore mozzafiato e si innamorerà per cinque minuti di chiunque le passi vicino.

Le persone Visive il cui stato di paura non è diventato amore chiedono attenzione ed empatia per se stesse, invece di dare amore e comprensione agli altri. Notano i cambiamenti nell'aspetto anziché nelle emozioni e, naturalmente, la cosa più importante per loro è il proprio aspetto. Cercano sempre di attirare l'attenzione con uno sguardo accattivante, nei casi peggiori possono essere esibizioniste. Questo atteggiamento rivolto alla bellezza esterna o interna dipende direttamente dal grado di sviluppo.

A causa della sua ampiezza emotiva, la persona Visiva è molto impressionabile. Tutto ciò che le accade intorno dà origine a una tempesta di emozioni, ogni minimo avvenimento non passerà inosservato. Simpatizzerà con tutte le persone coinvolte. Lo stato interiore dell'amore permette a una persona Visiva di piangere sinceramente perché prova simpatia anche per i personaggi dei romanzi e dei film. Ciò è sconcertante per chi le sta vicino. L'esibizione di simpatia e compassione può essere difficile da comprendere anche per quelle persone del Vettore Visivo le cui emozioni e sensibilità non si sono sviluppate dallo stato di paura fino al livello "esteriore", che è lo stato di amore e compassione per le altre persone.

L'impressionabilità delle persone Visive che sono nello stato di paura diventa ansia, che suscita disagio interiore e tensione. Sono facili da ipnotizzare e spesso sono ingenue. Sono loro a diventare vittima di indovini e ciarlatani. Sono capaci persino di creare immagini interiori e credere in esse al punto da farle diventare la loro realtà. Proprio per questo motivo gli auto-training e i placebo portano i migliori risultati sulle persone del Vettore Visivo. A volte riescono a dare l'impressione che la finzione che hanno creato sia più accurata della realtà.

Il modo in cui vediamo il mondo, le sfumature e le differenze che costruiscono la nostra percezione sono dettati dalla parte Visiva dell'umanità. Il Vettore Visivo è in anticipo rispetto al resto del mondo nella conoscenza e crea la realtà che tutti possono percepire. Crea anche l'illusione e il miraggio, che sono il rovescio della medaglia di questa capacità. Tutto dipende dal grado di sviluppo e dalla direzione del Vettore Visivo.

Lo sviluppo del Vettore Visivo nella società moderna è legato direttamente alla bellezza pura, che non è né nei dipinti né nell'arte, ma nell'amore reciproco. L'evoluzione delle persone dallo stato di paura a quello di amore è particolarmente delicata per i bambini. La loro più grande paura è quella dell'oscurità, perché rende impossibile vedere il pericolo. Un bambino Visivo può passare dallo stato di paura allo stato d'amore leggendo libri che lo inducano a provare compassione e simpatia verso i personaggi principali e guidando le emozioni nella giusta direzione. L'intelletto si sviluppa in sincronia con la sensibilità e l'emotività.

Non leggete mai fiabe spaventose a bambini Visivi. Li farà concentrare sulla paura e interferirà fortemente sui successivi sviluppi. Per lo stesso motivo, è meglio che i bambini Visivi non partecipino ai lutti e ai funerali, perché sono esperienze traumatizzanti che provocano stress e molte emozioni spiacevoli. La fissazione di un bambino sullo stato di paura lo priva della capacità di passare allo stato di amore da adulto. La morte, e tutto ciò che a essa è collegato, spaventa la persona Visiva.

Una persona adulta isterica Visiva in uno stato negativo e non realizzato ha un'inclinazione verso la morte. Trova soddisfazione nell'essere spaventata, circondandosi di accessori che ricordano la morte. Durante la Seconda Guerra Mondiale, l'infermiera cutaneo-visiva, ragazza fragile, portava i feriti dal campo di battaglia sotto il fischio dei proiettili e il rombare delle armi, dimenticando la paura per la propria vita. Era motivata dal desiderio di salvare la vita di un estraneo, la vita degli altri.

Oggi la manifestazione di sacrificio la vediamo nel volontariato, dove le persone con Vettore Visivo si prendono cura delle fasce più povere della popolazione, come orfani, anziani e malati, assolutamente gratis, per volontariato, seguendo la chiamata del proprio cuore. Cercano solo di amare e dare questo amore agli altri, ricevendo la più alta soddisfazione dei loro desideri e compiendo la più alta realizzazione delle proprietà visive.

Noi abbiamo dato il nostro contributo per dare un supporto al cambiamento. Le vibrazioni che accompagnano la crescita e i cambiamenti della persona Visiva sono i Prodotti Vibrazionali della linea "Gocce Vitali" di Alchimia DoctorB: Essenza Floreale Vibrazionale n° 1 "Valore" ed Essenza Floreale Vibrazionale n° 2 "Fascino".

3. Vettore Uditivo

Tutto è vanità.

Guarda dentro di te.

Conosci te stesso.

Il silenzio.

Percentuale: 5% della popolazione.

Archetipo: un legame inverso con la Causa Prima.

Ruolo: il guardiano notturno del branco.

Caratteristiche generali

Il massimo comfort è il colore blu.

La geometria del massimo comfort è assente.

Il tipo di intelletto è astratto.

Caratteristiche psicologiche

La notte è il momento uditivo della giornata. Nelle società primitive, la persona del Vettore Uditivo era una guardia notturna. La sua funzione era stare sveglia mentre gli altri dormivano e vegliare su di loro. Ascoltava attentamente il silenzio per percepire ogni eventuale minimo rumore. Anche oggi le persone

Uditive si sentono molto meglio la sera e la notte che durante il giorno. Tendono ad andare a letto tardi e hanno difficoltà a seguire un normale programma giornaliero. Per loro è difficile svegliarsi presto e ci mettono tempo a farlo.

Nella società moderna, le persone Uditive continuano a vegliare sugli altri di notte, ma in modi diversi: navigando in Internet, ascoltando musica, leggendo libri, pensando. Le persone Uditive sono egocentriche nella maniera più assoluta. Sono arroganti sulla base del loro unico sentire e sono intelligenti più di tutte le altre; ecco perché possono essere considerate altezzose.

Gli introversi più accentuati fanno attenzione solo al proprio corpo, sono totalmente concentrati su se stessi e sul proprio stato interiore. Le parole più frequenti che usano sono i pronomi "io" e "me". Un bambino Uditivo inizia a fare domande sul significato della vita all'età di 5 o 6 anni: Papà, chi siamo? Per cosa viviamo? Qual è lo scopo della vita? Dov'è l'Universo? Cos'è la morte? Cosa ci succederà dopo la morte? Perché ho questo corpo e non quello di mio fratello? Mano a mano che raggiungono la maturità, queste domande vengono relegate nella parte più profonda e inconscia della persona. Più tardi riemergeranno dall'inconscio come segni di dolore, depressione e tristezza.

Nel processo della ricerca della "prima causa", le persone Uditive praticano diverse religioni e metodi spirituali. A volte agiscono in modo opposto, vogliono dimostrare che un dio non esiste e diventano atee. Tuttavia, solo un Uditivo potrà seriamente mettersi al lavoro per dimostrare che un dio non esiste, ad esempio, perché la questione dell'esistenza di dio appartiene alla mente del vettore auditivo.

Il Vettore Uditivo è unico perché è il solo Vettore a non avere desideri materiali. Sesso, famiglia, figli, soldi, carriera, onore, rispetto, persino conoscenza: nulla di tutto questo ha alcun valore per lui. È l'unico per il quale tutti i desideri sono concentrati sulla cognizione del proprio ego e del Principio Primordiale, o Legge Principale dell'Universo, o Prima causa, Dio, Natura, comunque la si voglia chiamare. Il suo obiettivo è quello di conoscere un mondo metafisico, indipendentemente da tutti gli altri aspetti della vita, come mangiare, bere, dormire e persino respirare.

Un uomo Uditivo è completamente asessuato, tutti i suoi desideri sono mirati a non essere attivo nelle sfere materiali. In generale anche la più forte libido fornita dai Vettori inferiori verrà ridotta dai Vettori superiori, soprattutto da quello Uditivo. Questi spesso preferisce una connessione virtuale ad altri tipi di contatto tradizionale; per lui è più facile scrivere un messaggio, anche se chi lo riceverà si trova nella stessa stanza, anziché comunicarglielo faccia a faccia. Inoltre, le conversazioni online non sono disturbate da odori o da altri elementi. Mentre parla, un Uditivo socchiude gli occhi come per spegnere il mondo visibile esterno e concentrarsi, così, su suoni, parole e intonazioni.

Una persona Uditiva preferisce socializzare con i suoi simili. Si capiscono senza parole, si divertono a condividere il silenzio. Lo stato più comodo per una persona Uditiva è il silenzio. Il silenzio è un mezzo per entrare dentro di sé e l'unico modo per pensare. Evita luoghi e compagnie rumorosi, preferisce la solitudine.

Le persone Uditive possiedono un tipo di intelletto astratto che, potenzialmente, è il più potente per conoscere concetti non materiali. Il Vettore Uditivo è uno dei tre Vettori di "lettura" e ama la poesia, la fantascienza, i libri di filosofia e psicologia. Studia esoterismo, religioni, teologia e fisica, stando sveglio di notte; filosofa per ore mentre guarda il cielo stellato. Queste attività gli portano una sorta di tranquillità.

Le persone Uditive amano la musica. Spesso ascoltano hard rock ad alto volume nel tentativo di lenire il dolore dovuto all'assenza di opportunità per soddisfare i desideri Uditivi. La musica soddisfa questi desideri Uditivi a un livello inferiore. Una persona Uditiva i cui desideri subconsci siano completamente soddisfatti non dipende dalla musica, preferisce il silenzio. La dipendenza da videogame (specialmente quelli che contengono violenza) è un indicatore del Vettore Uditivo depresso. L'immersione in un videogame aumenta l'isolamento delle persone Uditive malate e genera in loro idee misantropiche

La depressione è uno stato di squilibrio del Vettore Uditivo. Per le persone Uditive uscire dalla depressione è un compito estremamente difficile. Non riescono ad affrontare il loro ruolo, tormentate da domande interiori, malinconiche e irrequiete; a volte decidono di suicidarsi sperando di arrivare a dio attraverso una via più rapida. Pensano di liberare la loro anima dal corpo confidando nell'eternità di un altro mondo. In realtà saranno in grado di portare a termine il ruolo Uditivo solo se vivranno una vita in equilibrio con il proprio corpo.

L'uomo Uditivo è sempre assorto nei suoi pensieri, in meditazione, lontano dal mondo esterno. Ogni piccolo frammento di un Io Uditivo è focalizzato sull'auto-contemplazione interiore. Questa auto-concentrazione è un tentativo di comprendere qualcosa che è semplicemente impossibile da capire con la mente. Queste persone perdono il contatto con il mondo materiale e dimenticano di mangiare e di bere, completamente assorbite da se stesse. Non percepiscono il corpo. Sono convinte che il corpo e la mente esistano separatamente. A volte sembra che il corpo le disturbi, perché è pesante da trasportare, perché sente la fame e impedisce loro di svolgere il proprio compito, ossia il lavoro più difficile, il lavoro mentale. Non c'è lavoro più duro del lavoro mentale del vettore Uditivo.

I desideri Uditivi sono i più difficili da verbalizzare e sono causati da una sorta di ricerca, per lo più non identificata. Né una cosa materiale né l'essere possono soddisfare questo vuoto. La gente degli altri Vettori non capirà mai le persone del Vettore Uditivo: «Smettila di scherzare! Hai tutto, cos'altro vuoi? Continui a dire sempre la stessa cosa. Non c'è un senso! Vivi come tutti gli altri invece!»

Le persone che non hanno percezione di essere Uditive mancano delle risposte alle domande interiori e per loro la vita è come un mal di denti che rovina una vacanza. Sì, la vita è in pieno svolgimento, ma non per loro. Soffrono del fallimento nella ricerca di significato e sono tormentate dalla mancanza di scopo dell'esistere.

Una persona Uditiva che non riesce a far fronte a tanta tensione interiore cade in depressione, soffre di insonnia, di mal di testa e viene spinta alla disperazione. Può decidere di iniziare a drogarsi o di commettere suicidio.

Potenzialmente, una persona Uditiva ha l'intelligenza astratta più brillante e altamente spirituale. Gli stati non sviluppati e non realizzati del Vettore Uditivo non riescono a trovare la propria vocazione, sono condannati a vagare nel labirinto delle delusioni intellettuali, autoriflessive, superficiali, obsolete, inconsistenti e persino folli.

Un bambino Uditivo è più tranquillo degli altri bambini, non corre in giro e non fa molto rumore durante la ricreazione, preferisce la solitudine. È un ragazzo tranquillo con gli occhi di un adulto, pensieroso e scontroso. Il viso non ha un'espressione definita e non riflette affatto i sentimenti. Allo stesso tempo, sperimenta emozioni grandi e profonde, ma non lo mostra, e noi immaginiamo che non ne abbia.

Il modo in cui un bambino si comporta a scuola ci dice molto sul suo stato. Un bambino con un Vettore Uditivo soppresso è asociale e solitario. È difficile per lui parlare la stessa lingua dei compagni di classe. Di notte è impegnato nelle proprie cose, vive nel suo mondo di fantasia, di idee e di musica. Si addormenta tardi, al mattino sonnecchia. È facile che gli sia diagnosticato un ritardo mentale per questo suo comportamento.

Il bambino Uditivo percepisce molto bene le intonazioni e i suoni del discorso, è in grado di parlare una lingua straniera senza accento alcuno. Possiede capacità astratte e può risolvere i problemi più difficili di fisica e di matematica. Vince concorsi e diventa il migliore nel suo ambito. Il punto chiave, con questi bambini, è il giusto approccio. I genitori dovrebbero offrire loro le condizioni più favorevoli: il silenzio e la possibilità di rimanere soli. Suoni forti come porte che sbattono o tintinnio di piatti sono dannosi per loro. Mai insultarli o gridare loro contro. L'umiliazione e i litigi dei genitori possono seriamente ridurre le capacità di apprendimento e comunicazione di questi bambini, poiché le orecchie sono la loro zona più sensibile. L'autistico è un Vettore Uditivo ferito. Un grado estremo di stress può provocare nevrosi o schizofrenia.

Noi abbiamo dato il nostro contributo per dare un supporto al cambiamento. Le vibrazioni che accompagnano la crescita e i cambiamenti della persona Uditiva sono i Prodotti Vibrazionali della linea "Gocce Vitali" di Alchimia DoctorB: Essenza Floreale Vibrazionale n° 5 "Perfezione" ed Essenza Floreale Vibrazionale n° 7 "Tranquillità".

4. Vettore Anale

Non c'è nulla di nuovo tranne ciò che è stato dimenticato.

La pratica rende perfetti.

Vivere e imparare.

Il frutto non cade lontano dall'albero.

Percentuale: 20% della popolazione

Archetipo: per raccogliere e trasmettere la storia sulla caccia e sulla guerra.

Ruolo: in tempi pacifici il Vettore Anale è un guardiano delle caverne; durante i periodi di conflitto è un uomo che serve nella retroguardia dell'esercito.

Caratteristiche generali

Il massimo comfort è il colore marrone.

La massima geometria di comfort è un quadrato.

Il tipo di pensiero è analitico e sistematico.

Caratteristiche psicologiche

Le persone che appartengono al Vettore Anale sono di quelle che vivono nel passato. Sono introversi assoluti. L'attenzione al passato è necessaria per portare a termine il loro ruolo innato, che è quello di raccogliere tutto ciò che è stato acquisito in esperienza da generazioni e trasmetterlo ai ragazzi adolescenti. Da qui il rispetto delle autorità, delle tradizioni e di tutto ciò che ha resistito alla prova del tempo.

Il Vettore Anale è interessato all'antichità, all'antiquariato e alla lettura di libri storici. Più il libro è antico, più questa persona pone rispetto e fiducia in ciò che vi è scritto. Tutto ciò che è connesso al passato gli appare molto migliore di qualsiasi cosa connessa al presente e, ancor più, al futuro. Sente che il mondo peggiora: «I nostri nonni vivevano nel modo giusto»; «Tutto quello che accadeva in passato è meglio di oggi»; «Ai vecchi tempi l'erba era più verde». Provano nostalgia per il passato e cercano di conservarlo. L'uomo Anale immagazzina cose non allo scopo di salvare, ma per il ricordo.

Il modo di vivere tradizionale, o l'aspirazione a portare il passato nel futuro, sono una delle peculiarità del Vettore Anale. Diventa doloroso per la psiche Anale accettare e abituarsi a cambiare. È incline ad avere una fissazione sulle sue prime esperienze, come la prima amicizia, il primo amore. Ordina lo stesso cibo, come se fosse ostaggio della sua prima esperienza anche per i minimi dettagli. Questo comportamento dura per tutta la sua vita.

Una delle peculiarità del modo in cui le persone Anali parlano è l'uso di forme affettuose, come tesoruccio, cucciolo, micetta, passerotto, topolino, mammina, papino ecc. Il Vettore Anale è uno dei Vettori "di lettura" ed è un appassionato lettore di libri. Il suo desiderio intrinseco di raccogliere informazioni è supportato da adeguate abilità; ama avere, addirittura lo brama, e possiede una memoria fenomenale. Gli uomini Anali sono ben informati e sono anche abili tuttofare. Le persone Anali sono intrinsecamente diligenti e hanno un intelletto sistematico; tutto questo ha lo scopo di sistematizzare la conoscenza e l'informazione. Non dimenticano mai i dettagli e conoscono sempre la risposta corretta alle domande. Le persone Anali fanno sempre domande aggiuntive e devono ripetere la risposta. Tutte le azioni, fisiche e intellettuali, sono fatte secondo un ordine rigoroso e mai altrimenti. Le sequenze, l'accuratezza e l'esattezza li rendono lavoratori insostituibili.

Il proverbio "Misura tre volte, taglia una volta" è del tutto applicabile alle persone Anali. Non possono sbrigarsi ed essere veloci perché devono fare tutto nella maniera corretta. Per loro il tempo non è un problema. Se sono sollecitate, cadono in uno stato di torpore, quindi devono ricominciare da capo. Non interromperle, poiché non sono in grado di passare da una cosa all'altra o svolgere più compiti contemporaneamente.

Tengono tutto in ordine: le cose devono essere al posto giusto e sugli scaffali giusti. Sono veri professionisti ed esperti in ogni ambito. Un vero esperto è sempre una persona dell'ambito del Vettore Anale. Sono semplici e dicono sempre la verità, senza esitazione. Percependo gli altri attraverso se stesse, le persone Anali credono che anche gli altri siano diretti e onesti. Rimangono sempre di buon cuore e si aggrappano fedelmente a promesse e parole vuote. È facile ingannarle. Amano la semplicità in tutto: «L'amara verità è meglio delle dolci bugie».

Le persone Anali vogliono dividere tutto in parti uguali, che si tratti di pane o di senso di colpa. Per questo motivo sono viste come persone oneste. La giustizia Anale è chiamata giustizia uguale. Un uomo Anale non può essere in debito con nessuno. Se gli viene offerto qualcosa e sa che non può pagarla, non la accetterà. Di conseguenza deve solo prendere e restituire la stessa quantità. La pulizia interiore ed esteriore è molto importante per le persone Anali: «La mia casa è pulita e i miei pensieri sono puri, quindi non posso ingannarti».

Grazie alla loro memoria eccellente ricordano tutto quello che è successo loro. Per lo stesso motivo hanno sentimenti di gratitudine e mancano del perdono. La psiche Anale è rigida, pigra, vischiosa e rimane facilmente bloccata. Da una parte c'è una psiche "ghisa", con fermezza, testardaggine e aderenza ai princìpi, dall'altra c'è fragilità. Questo tipo di psiche non si piega, anzi, si spezza.

In uno stato realizzato sono eccellenti padroni di casa, amici, padri e mariti. I loro amici e la famiglia sono protetti come da un muro di pietra. In uno stato frustrato, sono sadici, tiranni o stupratori. Il fenomeno noto come sadismo domestico riguarda solo le persone dell'ambito del Vettore Anale.

Gli uomini Anali sono monogami, fedeli sia alla famiglia sia alla nazione. Sono figli obbedienti che diventano adulti fedeli. Il matrimonio per loro è sacro. Non violeranno mai la moglie e non si impadroniranno degli effetti personali di qualcun altro. Un uomo Anale è molto attento alle persone, specialmente al suo partner sessuale. Se non condivide sentimenti reciproci in una relazione, può soffrire e preoccuparsi per un lungo periodo di tempo. Non è in grado di cambiare partner e iniziare una nuova relazione. Ha un alto potenziale sia sessuale che libido.

Inizialmente gli uomini Anali sono attratti dagli adolescenti. Più questa attrazione è inibita più diventano i migliori insegnanti. In rari casi, quando non succede, diventano pedofili o semplicemente violenti. In caso di squilibrio accentuato, possono commettere omicidi. La casa è il loro territorio di comfort e inizia con le pantofole. Sono persone che stanno a casa. Non possono sostenere molto esercizio fisico né essere oberati di lavoro e, abbastanza spesso, hanno articolazioni piatte o malsane. Il loro metabolismo è solitamente lento, quindi sono uomini robusti. Il bagno è un santuario Anale. A loro piace trascorrere molto tempo lì perché è molto rilassante e ristabilisce il loro equilibrio.

Leggere in bagno è uno dei loro passatempi preferiti. I problemi di stomaco e di digestione sono i loro punti deboli. La diarrea è un primo segnale di stress, e dopo, stitichezza.

La psicologia dei bambini Anali ha le sue peculiarità. Sono degni di nota per la loro obbedienza e spesso vengono definiti come bravi ragazzi. Se affrontati con l'approccio sbagliato, diventano i bambini più testardi. Il rapporto con la madre è molto significativo per il loro futuro. Il modo in cui viene stabilita questa relazione definisce il loro futuro. Questi bambini sono i più dipendenti dalle loro madri. Possono adattarsi in misura minore, ma il futuro è sempre un fattore di stress per loro. La loro madre funge da salvaguardia. Li aiuta, dice loro cosa fare e loro sono felici. Un bambino Anale ha bisogno dell'amore, del sostegno e della lode di sua madre. Se non li percepisce, vive la sua vita portandole rancore.

Un Vettore è un insieme di proprietà innate, desideri e abilità che determinano il pensiero di una persona, i suoi valori e il modo di muoversi attraverso la vita. Comprendere il proprio Vettore permette di vivere più armoniosamente, di essere in equilibrio, di sentirsi soddisfatti, di non perdere la calma per le sciocchezze e di godersi la vita.

Noi abbiamo dato il nostro contributo per dare un supporto al cambiamento. Le vibrazioni che accompagnano la crescita e i cambiamenti della persona Anale sono i Prodotti Vibrazionali della linea "Gocce Vitali" di Alchimia DoctorB: Essenza Floreale Vibrazionale n° 3 "Eleganza", Essenza Floreale Vibrazionale n° 10 "Equilibrio" ed Essenza Floreale Vibrazionale n° 18 "Delicatezza".

Nel prossimo capitolo, continueremo l'analisi degli 8 Vettori.

RIEPILOGO DEL CAPITOLO 4:

1. SEGRETO n. 1: senza riconoscere se stessi e il proprio ruolo nella società si è come mosche che continuano a sbattere contro un vetro.

2. SEGRETO n. 2: un metodo per uscire da questa situazione è quello di seguire l'analisi basata sugli 8 Vettori delle zone erogene: Pelle (capezzoli), Ano, Ombelico, Uretra (inclusi pene e vagina), Occhi, Naso, Bocca e Orecchie.

3. SEGRETO n. 3: ogni persona ha un determinato set (insieme) Vettoriale, ovvero il suo comportamento è determinato da una combinazione di più Vettori.

4. SEGRETO n. 4: dal Vettore dipendono il tipo di pensiero, i valori, le priorità, la sessualità, lo stato mentale, la salute fisica e il grado di soddisfazione nella vita di una persona.

5. SEGRETO n. 5: Vettore Pelle (o Dermico): gli affari prima del piacere; facile e rapido adattamento; flessibilità psicologica; lo stress nel Vettore Dermico causa problemi alla pelle e si manifesta con eruzioni cutanee o acne.

6. SEGRETO n. 6: Vettore Visivo: la bellezza salverà il mondo; la paura ha cento occhi; nello stato d'amore, il Vettore Visivo è un difensore dell'importanza e dell'inviolabilità della vita;

l'impressionabilità delle persone Visive nello stato di paura diventa ansia, disagio interiore e tensione.

7. SEGRETO n. 7: Vettore Uditivo: il tipo di intelletto è astratto e potente per conoscere concetti non materiali; una persona Uditiva è arrogante sulla base del suo unico sentire ed è intelligente più di tutti gli altri; la depressione è uno stato di squilibrio del Vettore Uditivo; ascolta solo se la voce è armoniosa.

8. SEGRETO n. 8: Vettore Anale: non c'è nulla di nuovo tranne ciò che è stato dimenticato; la pratica rende perfetti; vivere e imparare; vero esperto e professionale; non interromperlo, poiché non è in grado di svolgere più compiti contemporaneamente; in uno stato frustrato è sadico, tiranno o stupratore.

Capitolo 5:
Il nostro Io interiore e gli 8 Vettori (2ª parte)

In questo capitolo proseguiremo nel nostro viaggio verso la conoscenza delle nostre zone erogene attraverso l'analisi degli 8 Vettori.

5. Vettore Uretrale

Amare non meno di una regina, perdere non meno di un milione.

Tutto o niente!

Chi non rischia non arriva mai a bere champagne!

Se non io, allora chi?

Percentuale: 5% della popolazione.

Archetipo: riproduzione a livello di gruppo.

Ruolo: in tempi di pace questo leader era responsabile per la riproduzione; nei periodi di guerra gestiva i confini territoriali del gruppo.

Caratteristiche generali

Il colore di comfort maggiore è il rosso.

La geometria di comfort maggiore è un triangolo.

In tipo di pensiero è estroverso, strategico e non convenzionale (non limitato da leggi e regole).

Caratteristiche psicologiche

La missione dell'umanità, e di ogni uomo, è sempre stata sopravvivere. Per sopravvivere, contrariamente a quanto si pensa, è necessario espandersi, creare, accrescere. È necessaria l'espansione dello spazio vitale. Questo vale a tutti i livelli: materiale e spirituale. L'uomo che non si espande va inesorabilmente verso la morte. Non è possibile rimanere in uno stato neutro.

L'uomo Uretrale è colui che scopre nuove idee e orizzonti per l'umanità. È un capo che per esercitare la sua funzione di guida e di faro ha bisogno di un gruppo. Nell'antichità era un comandante d'esercito o un capo caccia, oggi è un capo di governo o un capobanda criminale. Ha comunque bisogno del proprio gruppo e con il suo approccio ai vari problemi porta ogni attività in cui si cimenta a un nuovo livello. Un uomo Uretrale ha un ruolo dominante. È un fascio di energia, potenza e desiderio di vivere. È straordinariamente attraente per gli altri. Ha un aspetto dominante. Conduce ed è seguito e questo processo è inconscio.

Il bambino Uretrale ha un comportamento incontrollabile, impertinente e imprevedibile. Non ammette autorità o altri leader. Non permetterà ad altri di controllarlo o di manipolarlo. La sua insubordinazione potrebbe sembrare quasi irresponsabile. Il ruolo Uretrale non può essere limitato dalla legge né dalla morale. Come potrebbe essere limitata la responsabilità per la sopravvivenza?

Allo stesso tempo, l'assenza di limiti si combina con un altruismo innato. L'essenza Uretrale è intesa per dare. «Tutto ciò che hai è tuo; tutto ciò che ho è anche tuo». Niente e nessuno appartiene loro. Non cercano alcun tipo di proprietà poiché non ne sentono il bisogno. L'assenza del desiderio di preservare il proprio corpo è un mezzo per portare a compimento un ruolo innato secondo il pensiero "la mia vita è nulla, la vita del gruppo è tutto" George Washington e Thomas Jackson, ad esempio, sono uomini del

Vettore Uretrale. Sono gli uomini Uretrali a diventare pionieri in tutto. Colombo e Gagarin, ad esempio. Ogni evento importante nella storia dell'umanità è avvenuto per mano di una persona Uretrale. Sono sempre pronti a rischiare il tutto per tutto e questa è la ragione del loro alto tasso di mortalità.

Non hanno desiderio di benessere, l'unica cosa che desiderano è l'acquisizione del potere. Un capo può essere senza un soldo ma deve indossare abiti eleganti e accessori costosi. Utilizzano le cose migliori e più nuove, prodotti di alta qualità e di prima categoria. Le persone Uretrali sono le più generose. Nelle aziende di loro proprietà ci sono gli stipendi più alti.

Le persone Uretrali amano vantarsi dei propri successi. Gli uomini Uretrali hanno la libido più alta. Conquistano, segnano nuovi territori e traggono il massimo piacere dal sesso, che è connesso alla loro funzione naturale. L'elevata libido è accoppiata a una capacità d'attrazione adeguata; l'uomo Uretrale vuole tutte le donne e tutte le donne lo vogliono. Le persone Uretrali fanno quello che vogliono e non farebbero mai ciò che non vogliono. A scuola i bambini Uretrali studiano le materie a cui sono interessati e si comportano perfettamente, ma non prestano attenzione al resto.

Gli uomini Uretrali non competono, ma possono confrontarsi (non ci sono mai due capi in uno stesso gruppo). Non hanno ambizioni competitive, né fingono di averle. Sentono profondamente dentro di sé di essere i migliori, quindi non c'è motivo di competizione. Gli uomini del Vettore Dermico possono iniziare a competere con loro, ma una persona Uretrale non sarà mai un concorrente. Hanno una memoria singolare poiché i loro pensieri sono sempre rivolti al futuro e pertanto non ricordano bene il passato. Ricordano gli avvenimenti dell'infanzia solo in maniera generica.

Un altro punto debole è la loro incapacità di perdere o arrendersi. Una persona Uretrale non si arrende mai e non ritorna mai a uno stato precedente. L'uomo Uretrale suscita il desiderio di sottomettersi e obbedire ai suoi comandi inconsciamente. La caratteristica distintiva degli uomini Uretrali è un sorriso ampio e accentuato. C'è audacia e impertinenza in tutto ciò che fanno e questo è spesso confuso con l'imprudenza del Vettore Dermico.

Amano mangiare, bere, festeggiare e le donne, esplorano tutti gli aspetti della vita. Oltrepassano l'orizzonte. Diventano dipendenti di tutto ciò che vogliono, dalla vodka al sesso. Si rovinano velocemente con l'alcol. Sono caldi, ferventi, appassionati e sbottonati.

I bambini Uretrali sono i più facili da individuare. Sono completamente capaci e indipendenti per natura. Non ascoltano nessuno, a differenza dei bambini Anali, né obbediscono agli altri come le persone Dermiche. Non sono raffinati né spirituali come il Vettore Uditivo. Eppure si sentono naturalmente superiori a tutti gli altri. Il bambino Uretrale dovrebbe essere allevato in modo da enfatizzare la sua responsabilità, chiedendogli di prendersi in prima persona la responsabilità delle proprie azioni.

È importante non limitarlo e non chiedergli obbedienza. Fare pressione o violenza a questo tipo di bambino gli infonderà la necessità di scappare per mettere alla prova la propria audacia. Sentire che il mondo è ostile diventa una costante della sua personalità e da qui si unisce ad altri o forma una banda per combattere il mondo. Nonostante le persone Uretrali non siano criminali per natura, possono diventare i capibanda più pericolosi o boss del crimine organizzato. Oggi i bambini Uretrali vengono diagnosticati come "iperattivi" e successivamente i genitori li trattano con medicinali. Ma si tratta di una tendenza molto pericolosa. Non c'è futuro senza una leadership sana; una società con leader Uretrali trattati farmacologicamente è in pericolo.

System Vector Psychology dà l'opportunità di trasmettere questa nuova comprensione della nostra natura e anche di cambiare gli attuali approcci per educare i bambini. Abbiamo dato il nostro contributo per facilitare lo sviluppo e l'equilibrio. Le vibrazioni che accompagnano la crescita e i cambiamenti della persona Uretrale sono i Prodotti Vibrazionali della linea "Gocce Vitali" di Alchimia DoctorB: Essenza Floreale Vibrazionale n° 4 "Promessa" ed Essenza Floreale Vibrazionale n° 13 "Autostima".

6. Vettore Muscolare

Tutto muscoli e niente cervello.
Allenati duramente, combatti facilmente.
Colui che segue la folla ha molti compagni.

Percentuale: il 38% della popolazione è esclusivamente nel Vettore Muscolare. Il 95% delle persone è un mix del Vettore Muscolare e di altri Vettori.

Archetipo: massa fondamentale della materia vivente.

Ruolo: in tempo di pace, l'uomo Muscoloso è un costruttore; in tempo di guerra è un guerriero e un cacciatore.

Caratteristiche generali

Il colore di comfort maggiore è il nero.

La geometria di comfort maggiore è un rettangolo.

Il tipo di pensiero è pratico e riproduttivo, impara dalle azioni.

Caratteristiche psicologiche

È il fondamento della vita. Tutte le qualità e i desideri del Vettore Muscolare mirano alla soddisfazione dei quattro bisogni fondamentali: mangiare, bere, respirare e dormire. Il Vettore Muscolare si combina ad altri Vettori (Anale, Dermico e Uretrale), intensificandone i desideri, fondendosi totalmente con essi.

Ad esempio, chiamiamo una persona con il tipo Anale e

Muscolare "uomo Anale forte" e una persona con il tipo Uretrale e Muscolare "uomo Uretrale forte". Definiamo Muscoloso l'uomo di tipo Muscolare solo se non ha nessuno degli altri Vettori inferiori. Solo il 5% delle persone nasce senza il Vettore Muscolare. È necessario capire che l'assenza di massa muscolare non significa che vi sia un'assenza del Vettore Muscolare. Allo stesso modo, l'assenza del Vettore Visivo non significa che ci sia un'assenza di occhi. Significa semplicemente che una persona non ha quella particolare zona di sensibilità.

Ora parleremo di uomini con il solo tipo Muscolare di Vettore. In una società primitiva, l'uomo Muscoloso svolgeva i ruoli di guerriero e costruttore. Il Vettore Muscolare inizialmente ha fornito al gruppo sopravvivenza, cibo, protezione ed espansione in nuovi territori. Diretto da un capo Uretrale, e sotto il comando degli ufficiali del tipo Dermico, gli uomini Muscolosi non si preoccupavano della propria vita. Andavano a caccia o combattevano. Uccidevano e rinunciavano alla propria vita con altrettanta facilità. Rinunciare alla propria vita in battaglia era di grande valore per il tipo Muscolare.

Il campo di attività per gli uomini Muscolosi oggi è il lavoro manuale che costituisce la base per la sopravvivenza del gruppo Muscolare. La civiltà moderna non sarebbe possibile senza l'esistenza del Vettore Muscolare. Le persone abituate alla vita moderna non pensano da dove arriva il cibo o a quanti lavorano in agricoltura o nell'allevamento. Tutti questi sono persone Muscolose.

Un uomo Muscoloso ha due stati fondamentali: rabbia e monotonia. La rabbia lo porta in uno stato di "guerra" in cui, semplicemente, può uccidere. La monotonia assoluta è lo stato di "pace"; in questo stato, ora per ora, giorno dopo giorno, gli uomini Muscolari costruiscono case, lavorano nelle miniere, arano i campi, coltivano i raccolti e riparano macchine rotte, edifici e attrezzature.

I Muscolari sono naturalmente pacifici. È difficile che passino dallo stato di monotonia allo stato di rabbia. Ma è possibile. Lo stato di rabbia non si verificherà finché qualcuno non violerà i loro bisogni primari (cibo, acqua, sonno e respiro). Gli uomini Muscolari non pensano mai a se stessi nel senso di un "io". La loro percezione del mondo si basa sul "noi". Il mondo dell'uomo Muscolare è diviso in due categorie: quelli che fanno parte del "noi" collettivo e gli estranei che non fanno parte di quel "noi". Per loro è normale dividere tutto in questo modo: il nostro quartiere contro il tuo vicinato, la nostra strada rispetto alla tua strada, il nostro gruppo rispetto al tuo gruppo.

Gli uomini Muscolosi sono protettori del gruppo. Non protestano o distruggono mai le cose intorno a loro di loro spontanea volontà. Agiscono in modo distruttivo solo sotto il comando di qualcun altro. I Muscolari non hanno un'opinione personale, perché il "noi" per loro è primario. Se domandi a un uomo Muscolare: «Cosa ne pensi?» risponderà: «Io? Sono d'accordo con gli altri».

I tipi Muscolari agiscono com'è stato loro insegnato a comportarsi. Cosa diventa un uomo Muscolare dipende da chi lo influenza. Se si tratta di un ubriacone Dermico archetipico, allora anche lui inizierà a bere. Se è un caposquadra Anale a influenzare l'uomo Muscolare, allora questi lavorerà assiduamente. Gli uomini Muscolari imparano in modo cinestetico. Fanno le cose nel modo in cui sono state loro mostrate, non perché pensino che sia meglio farlo così, ma perché è stato detto loro di farlo così. Non si possono definire stupidi, hanno un tipo particolare di intelletto. Quello che possono fare le persone Muscolari le persone di altri Vettori non saranno mai in grado di farlo. È necessario insegnare loro mostrando. Spiegare e mostrare tutto nei minimi dettagli.

Gli uomini Muscolari sono fortemente legati alla loro terra. Allo stesso tempo possono adattarsi a qualsiasi ambiente. Però nelle città si perdono. Un uomo Muscolare ha un atteggiamento molto sospettoso nei confronti del sesso. Una donna Muscolare cerca di sposarsi il più velocemente possibile. Il suo corpo è destinato a dare alla luce dei bambini. Quando raggiunge un'età fertile, avverte il desiderio di partorire, non di fare sesso. Gli uomini Muscolari vivono la loro vita sentendo che la morte è liberazione. Non hanno paura della morte. È un ritorno allo stato primario nel grembo materno, dove si sentivano amati e dove i loro bisogni primari erano soddisfatti. Per la stessa ragione, gli uomini Muscolari possono rallegrarsi quando vedono la morte.

I bambini Muscolari sono molto compiacenti. Il consiglio principale è di non lasciare mai il bambino Muscolare senza fare nulla. È necessario addestrarlo al lavoro manuale, poiché l'attività muscolare stimola il suo pensiero. Il lavoro manuale lo indirizza verso una sfera di pensiero pacifico. I suoi tratti fisici non gli forniscono un vantaggio per vincere le competizioni. Non ha alcun desiderio di competere o vincere nel Vettore Muscolare. Lo sport lo spinge più vicino allo stato di guerra. Uno sportivo con Vettore Muscolare potrà in seguito ritrovarsi a vivere una vita criminale.

Fai attenzione alla scelta dell'ambiente se hai a che fare con un bambino Muscolare. In un paese, deve essere vicino a un caposquadra Anale che gli insegnerà a lavorare. In città deve abituarsi ai limiti della città. La migliore scuola per lui è quella professionale. Un istruttore Dermico può insegnargli la disciplina ed essere il suo insegnante ideale. Questo aiuta a limitare l'impulso animale primario del bambino Muscolare. È in grado di sfogare la sua energia in compiti monotoni. Il ruolo e l'importanza del tipo Muscolare nella società è fondamentale.

Abbiamo dato il nostro contributo per facilitare lo sviluppo e l'equilibrio. Le vibrazioni che accompagnano la crescita e i cambiamenti della persona Muscolare sono i Prodotti Vibrazionali della linea "Gocce Vitali" di Alchimia DoctorB: Essenza Floreale Vibrazionale n° 14 "Pace" ed Essenza Floreale Vibrazionale n° 19 "Miracolosa".

7. Vettore Orale

Ci sono sempre bugie in una bella storia.
Gli uomini per la parola, gli asini per la cavezza.

Percentuale: 5% della popolazione.
Archetipo: unire e plasmare le persone per mezzo di schemi di pensiero e parole.
Ruolo: in tempi pacifici questo tipo di Vettore divide il cibo in commestibile e non commestibile; durante i periodi di conflitto avverte gli altri del pericolo.

Caratteristiche generali
Il massimo comfort è il colore giallo.
La geometria del massimo comfort è un ovale.

Il tipo di intelletto è estroverso e verbale.

Caratteristiche psicologiche

L'obiettivo primario è la sopravvivenza, senza stare troppo a guardare morale ed etica. Ecco perché né il Vettore Olfattivo né quello Orale distinguono tra verità e bugia. La preoccupazione principale di un uomo Orale è trovare il modo di attirare l'interesse sui suoi discorsi. Questa inclinazione genera menzogne, dalla minuscola menzogna bianca alla più grande bugia.

Il modo di parlare delle persone Orali sembra sempre vero e convincente, sebbene sia spesso scorretto. Possono avere una cattiva dizione, manipolare parole, usare l'enfasi in maniera fuorviante ecc. Le loro parole influenzano sempre qualsiasi mente. Possiedono un unico intelletto, quello verbale. In primo luogo parlano, poi pensano. Il loro stesso processo di comprensione inizia con il processo del parlare.

L'uomo Orale non parla da solo. Ha bisogno di un pubblico che lo ascolti attentamente. Tutta l'attenzione deve essere focalizzata su di lui e farà del suo meglio per attirarla. Tutti noi abbiamo imparato a parlare dall'uomo Orale. È stato il primo a iniziare a disegnare oggetti e azioni con le parole. La formazione del linguaggio comune è stata possibile grazie alle capacità del tipo Orale.

Mentre parla, influenza ogni ascoltatore. I modelli e le connessioni semantiche comuni vengono create dal suo intelletto e trasferite agli altri. Un pensiero creato da un tipo Orale può essere espresso dagli altri con le parole: «Ce l'avevo sulla punta della lingua, ma non riuscivo a trovare un modo per esprimerlo».

I più grandi oratori erano persone di tipo Orale. Potremmo anche non conoscerli, non vederli e non parlare la loro lingua, potremmo anche sentire l'assoluta opposizione interiore alle loro idee, eppure continueremmo a seguire le loro parole e le loro idee involontariamente. Ogni parola pronunciata in pubblico da simili oratori controlla le masse e stabilisce una direzione per ulteriori sviluppi.

Il tipo Orale serve sempre le autorità. La persona Orale, un giullare dalla parte del capo, ha sempre avuto il diritto di dire "la verità". Le persone Orali sono l'anima di un'azienda. Li amiamo perché sono sempre gioiosi e di buon umore. Sembrano innocui, fanno battute e si comportano da chiacchieroni o da jolly. Sono ospitali, e i loro ospiti sono i loro ascoltatori. A causa di tali capacità, una persona Orale si inserirà prestissimo nello spazio personale di chiunque; dopo qualche minuto di conoscenza, la persona Orale potrà iniziare ad abbracciarvi o parlarvi all'orecchio.

Non rivelate mai segreti alle persone Orali. Li riporteranno a tutti quelli che incontreranno, per il desiderio di attirare l'attenzione. Gli Orali sono spesso pettegoli e calunniatori. Sono esperti nel dare soprannomi calzanti, brillanti e che rimangono per sempre appiccicati alle persone. A seconda del livello di sviluppo, le persone Orali possono diventare cuochi, comici, commentatori, cantanti e oratori. Tutti i comici e i conduttori televisivi famosi sono persone con il Vettore orale. I cantanti Orali sono sempre i più famosi: Freddy Mercury, Pink, Mick Jagger ecc. Le persone Orali con il Vettore Uditivo sono cantanti d'opera come, ad esempio, Luciano Pavarotti.

Un altro modo con cui le persone Orali stimolano la zona sensibile orale è parlare un linguaggio volgare. Un altro squilibrio è accontentare la bocca con cibo spazzatura che porta a un aumento di peso repentino; con loro le diete spesso non funzionano. Da bambini sono i primi a fare battute sul sesso e raccontano storie indecenti.

Dal momento che la necessità di parlare è forte, diventano molto rumorosi e parlano tutto il tempo. Da ragazzi sono quelli che si fanno notare di più tra i compagni. Scherzano in modo che l'intera classe, incluso l'insegnante, rida. I compagni di classe si aspettano da loro sempre una battuta.

Il bambino Orale è pronto a dire qualsiasi cosa non appena viene ascoltato. Può diventare un bugiardo patologico. Potrà inventare storie incredibili su vicini, compagni di classe e genitori. Se un bambino Orale viene colpito sulle labbra come punizione per le menzogne e le parolacce, diventa balbuziente.

È importante concentrare l'attività di un bambino Orale sui giusti interessi. Mostrategli quello che volete sapere. Per essere ascoltati troveranno le informazioni necessarie e diranno tutto sull'argomento. Tutti i tipi di occupazioni connesse al parlare (politico, comico, commentatore, host ecc.) vanno bene per indirizzare la crescita del bambino Orale.

Abbiamo dato il nostro contributo per facilitare lo sviluppo e l'equilibrio. Le vibrazioni che accompagnano la crescita e i cambiamenti della persona Orale sono i Prodotti Vibrazionali della linea "Gocce Vitali" di Alchimia DoctorB: Essenza Floreale Vibrazionale n° 10 "Equilibrio" ed Essenza Floreale Vibrazionale n° 20 "Energia Positiva".

8. Vettore Olfattivo

Le acque tranquille scorrono in profondità.
Perfino tua nonna non saprebbe se sarà pioggia o neve.
Non turbare il carretto delle mele!
Un bel naso fa un bell'uomo.

Percentuale: meno dell'1% della popolazione.

Archetipo: sopravvivere a qualsiasi costo.

Ruolo: agente strategico, consigliere capo, sciamano.

Caratteristiche generali

Il colore di comfort massimo è il viola (anche se il grigio è preferibile negli abiti).

La geometria di massimo comfort è una posizione a zigzag.

Il tipo di intelletto è introverso e intuitivo, non verbale e strategico.

Caratteristiche psicologiche

Qualche tempo fa, il senso dell'olfatto umano era considerato atavico, un "ritorno al passato" involutivo. Tuttavia noi percepiamo le informazioni più importanti attraverso il rilevamento di odori consci e subconsci, le informazioni che attraversano i nostri organi di senso diventano parzialmente realizzate e non realizzate, ovvero consapevoli e non. Ad esempio mi accorgo di quando qualcuno mi tocca, ma non presto attenzione (non "realizzo") al continuo contatto tra la camicia e il mio corpo.

La stessa cosa accade per un organo olfattivo. All'interno del naso ci sono dei recettori responsabili della divisione degli odori e della classificazione in "buono", "cattivo" e nel cosiddetto "Nervo

Zero". Ogni scambio di "odori" tra persone avviene attraverso i feromoni. Controllano due dei processi più importanti: la classificazione (la gerarchia tra gli uomini) e l'attrazione sessuale tra uomini e donne. Il "Nervo Zero" è la zona più sensibile del Vettore Olfattivo.

I feromoni sono odori subconsci che comunicano a una persona più di quanto essa possa mai percepire. I feromoni riflettono emozioni, stati e desideri subconsci. Da una parte, l'umore di una persona cambia, il suo odore cambia; dall'altra, un odore può cambiare lo stato d'animo o stato emotivo. Per un uomo Olfattivo il mondo è una fonte di diversi tipi di odori, nessuno dei quali trova attraente. Il profumo generato da un'emozione o da un pensiero gli dà un senso di imperfezione della natura umana. Perciò l'uomo Olfattivo potrà indossare una maschera di avversione per tutta la vita.

Le persone di tipo Olfattivo cadono nel "fetore" subito dopo essere nate. Disprezzano le persone con l'atteggiamento del "tutti sono sotto di me" e non hanno il minimo desiderio di entrare in contatto con gli altri. L'archetipo Olfattivo è sopravvivere a ogni costo e la chiave per sopravvivere è l'informazione. La persona Olfattiva riceve informazioni uniche, non disponibili agli altri, per mezzo della percezione feromonale, che dà loro la possibilità di controllare, dividere e governare.

Allo stesso tempo nessuno sa davvero nulla dell'uomo Olfattivo. Una persona Olfattiva non ha odore, quindi nessuno può rilevarla. Le persone degli altri Vettori reagiscono con una paura incontrollabile alla sua mancanza di odore. Possiamo vederla con i nostri occhi, ma non possiamo davvero percepirla come essere vivente. Le persone di tipo Olfattivo possono realizzare se stesse solo attraverso la sopravvivenza del gruppo. Disprezzano le persone insignificanti a causa della loro puzzolente stupidità. "La mia vita è nulla, la vita del gruppo è tutto", questo è il modo in cui pensa l'Uretrale. L'uomo Olfattivo, invece, non si preoccupa del gruppo, a eccezione di una cosa: ha bisogno di un gruppo per la propria sopravvivenza (nessuno può sopravvivere da solo). Nella società primitiva, l'uomo Olfattivo era il consigliere dei capi; oggi lavora come agente segreto.

L'obiettivo del "sopravvivere a ogni costo" è un processo

continuo. Possiamo immaginare che si fermi proprio nel momento in cui il mondo crolla. Pertanto, la zona più sensibile dell'uomo Olfattivo, il suo naso, non riposa mai. Il suo sonno è sempre superficiale. Si sveglia sempre nei momenti più critici e non ha idea del perché. Le persone Olfattive possiedono un intelletto non verbale intuitivamente unico. Non è un tipo di intelletto come siamo soliti concepirlo. Non fanno analisi, né cercano di immaginare o capire nulla.

Gli uomini Olfattivi hanno i sentimenti più accurati e vividi di cosa fare e come farlo sulla base dei feromoni percepiti. È impossibile esprimere questi sentimenti. Il vettore Olfattivo non ha parole chiave. Nessuna lingua ha mai dato nomi esatti per gli odori.

L'uomo Olfattivo si occupa esclusivamente di salvare il corpo. Né la cultura né la morale lo legano, ma la vita così com'è (non di una persona, ma dell'intero gruppo, poiché il gruppo è essenziale per la sopravvivenza). Al Vettore Olfattivo non deve essere posto nessun tipo di limite culturale o etico. Se il tipo Olfattivo viene limitato, muore in solitudine. Per lo stesso motivo, non distingue tra menzogna e verità. Non mente mai perché per lui non esiste una cosa del genere.

Gli uomini Olfattivi sviluppati si sono adattati a categorizzare e a dividere le bugie dalla verità, o il bene dal male, ma non lo sentono in profondità e non svolgono il loro ruolo utilizzando queste categorie. Possono essere coinvolti nella politica, nella finanza o nella scienza. Vogliono controllare qualsiasi minaccia alla loro sopravvivenza e questa diventa la loro professione. Tutti i sistemi finanziari sono stati creati, e ancora oggi sono controllati, dagli uomini olfattivi, famosi finanzieri.

Il bambino Olfattivo che è incline a essere malinconico non vuole socializzare. Non gli piacciono la propria classe e il proprio quartiere. Si sente come se fosse sotto costante minaccia. Cerca di evitare questa minaccia e resta a casa inventando qualsiasi scusa. Se i genitori rinforzano positivamente un simile comportamento, il bambino cresce diventando un furbetto con un futuro incerto.

È necessario capire che, per educare in modo adeguato un bambino Olfattivo, bisogna spingerlo a partecipare ad attività sociali (scuola, club o sport, per esempio). Questo è quello di cui hanno veramente bisogno.

Abbiamo dato il nostro contributo per facilitare lo sviluppo e l'equilibrio. Le vibrazioni che accompagnano la crescita e i cambiamenti della persona Olfattiva sono i Prodotti Vibrazionali della linea "Gocce Vitali" di Alchimia DoctorB: Essenza Floreale Vibrazionale n° 6 "Assoluta", Essenza Floreale Vibrazionale n° 11 "Originale" ed Essenza Floreale Vibrazionale n° 21 "Successo".

A conclusione di questa descrizione degli 8 Vettori, ci preme ricordare che, al di là della classificazione, è importante comprendere che cosa ci sia dietro ogni Vettore, ovvero una quantità enorme di informazioni che provengono da scenari complessi di vita delle persone che vivono all'interno dei diversi Vettori. In base al proprio insieme di Vettori, ogni persona vivrà diversi stadi, gradi di sviluppo, livelli di realizzazione e così via.

Chiunque sia interessato alla comprensione approfondita dei propri Vettori troverà più informazioni nel nostro sito http://www.alchimiadoctorb.com

Oltre alle predisposizioni che ciascuno di noi ha nel proprio set Vettoriale, lo sviluppo della persona è dato dalle esperienze che "segnano" i primi sette anni di vita e questo ci porta a parlarvi, nel prossimo capitolo, delle 5 Ferite.

RIEPILOGO DEL CAPITOLO 5:

- SEGRETO n. 1: Vettore Uretrale: colui che scopre nuove idee e orizzonti per l'umanità; il ruolo Uretrale non può essere limitato dalla legge né dalla morale; una persona Uretrale non si arrende mai e non ritorna mai a uno stato precedente; diventa dipendente da tutto ciò che vuole, dall'alcol alle droghe, al gioco, al sesso.

- SEGRETO n. 2: Vettore Muscolare: colui che segue la folla ha molti compagni; non pensa mai a se stesso nel senso di un "io", si basa sul "noi"; è protettore del gruppo; agisce in modo distruttivo solo sotto il comando di qualcun altro, fino a una vita criminale.

- SEGRETO n. 3: Vettore Orale: è l'anima di un'azienda; lo amiamo perché è sempre gioioso e di buon umore; è ospitale, e i suoi ospiti sono i suoi ascoltatori; il modo di parlare è sempre vero e convincente; in squilibrio può diventare un bugiardo patologico; un altro squilibrio è accontentare la bocca con cibo spazzatura che porta a un aumento di peso.

- SEGRETO n. 4: Vettore Olfattivo: riceve informazioni uniche non disponibili agli altri; tutti i sistemi finanziari sono stati creati dagli uomini Olfattivi e sono sempre questi a controllarli oggi; divide le bugie dalla verità e il bene dal male; se viene limitato muore in solitudine e non distingue tra menzogna e verità.

- SEGRETO n. 5: è importante comprendere che cosa ci sia dietro ogni Vettore, ovvero una quantità enorme di informazioni, scenari complessi di vita delle persone che vivono all'interno dei diversi Vettori; per un proprio set (insieme) di Vettori ogni persona vivrà diversi stadi, gradi di sviluppo, livelli di realizzazione ecc.

Capitolo 6:
Le vibrazioni che sanano le 5 Ferite

Del tema delle 5 Ferite, trattato da tanti dottori e ricercatori, faremo una sintesi, riportando ciò che per noi è importante. Si tratta di una scienza nata per risolvere diverse problematiche di carattere fisico, emotivo e comportamentale: in essenza, imparare a rilevare le ferite del corpo e prenderne consapevolezza porterà a grandi miglioramenti.

Nel tempo alcuni ricercatori hanno sviluppato metodi rivoluzionari partendo dall'integrazione delle 5 Ferite con la fisica quantistica o con la medicina. Ad esempio, la dottoressa Maria Rosa Fimmanò, ricercatrice e docente, ha unito i 5 Elementi alle 5 Ferite allo scopo di riconoscere e risolvere le 5 Ferite con semplici esercizi che si possono fare quasi ovunque.

Il grande successo della risoluzione delle 5 Ferite è dovuto al fatto che le persone vi si riconoscono e trovano spiegazione alla loro reazione di fronte a un avvenimento. Può succedere che alcuni si rifiutino di vedere le ferite, non riuscendo a prenderne coscienza. Se l'esperienza vissuta non verrà accettata o non sarà elaborata attraverso la comprensione, l'esperienza si ripresenterà fino a quando non se ne comprenderà l'insegnamento.

Quando affermiamo di lavorare su noi stessi in questa vita, vogliamo dire imparare ad accettarci per come siamo, in ogni istante. L'amore vero è la base del nostro insegnamento, ovvero concedersi il diritto di essere umani con i nostri limiti e le nostre paure, le ferite, le differenze, le interferenze e le credenze. Concederci di essere ciò che siamo, in senso positivo e negativo.

Ognuna delle Ferite presenta caratteristiche diverse. Ogni Ferita comprende una serie di risorse che corrispondono alle nostre potenzialità e che ci danno informazioni importanti sul modo migliore di esprimere noi stessi. Se sono evidenti e manifeste, le Ferite portano stress e penseremo di dovercene liberare. Possono invece diventare una fonte di risorse, perché possiamo riconoscere in noi questi tratti distintivi e vederne il lato costruttivo. Possiamo accogliere gli elementi caratterizzanti di ciascuna Ferita come una risorsa per realizzare noi stessi e per trasformarla in vantaggi per vivere meglio e riconquistare la gioia di vivere che avevamo da bambini. Le cinque Ferite sono: ingiustizia, abbandono, rifiuto, tradimento e umiliazione.

Ingiustizia

Chi ha la Ferita da Ingiustizia, in generale priva se stesso del piacere e si concentra più sul dovere. Crea per se stesso una punizione rifiutando i piaceri della vita e concentrandosi sul dovere. Ad esempio, quando va in vacanza, se ci va, si porta il lavoro con sé. Rispetta diritti e meriti di ciascuno, mentre con se stesso è rigidissimo. Se non è apprezzato per il lavoro che ha svolto, vive la condizione come un'ingiustizia.

Soffre il giudizio degli altri. Crede di sapere quando una cosa è giusta o no. Non ama essere imperfetto. Impiega molto tempo per fare una scelta, tanto da sembrare indeciso. È alla ricerca della perfezione. Non si ferma mai, non ritiene giusto nemmeno ammalarsi, cosa che comunque avviene molto raramente, perché per lui è una perdita di tempo. Vuole fare le cose da solo per essere sicuro che siano fatte bene. Si accorge subito di qualsiasi errore. Rimprovera le persone se ritiene che qualcosa poteva essere fatta in modo migliore. Ha per amiche la disciplina e le regole. Nonostante si arrabbi facilmente, trattiene la rabbia all'interno. Spesso dà opportunità ad altri, mentre le nega a se stesso. Non può farsi vedere in condizione di debolezza.

Chi ha questa Ferita attiva è in uno stato di rigidità fisica e mentale. Alcuni hanno la schiena diritta come un fuso, quasi a spezzarsi. Non dicono mai «Ho sbagliato», piuttosto dicono «Avrei potuto rileggere, avrei potuto riflettere un po' di più». Non si biasimano mai sul piano dell'essere.

L'opinione degli altri è una critica. Vogliono essere così perfetti da evitare di riceverne alcuna, perché sono estremamente sensibili. La loro altissima sensibilità proprio non la vogliono sollecitare, per paura di mettersi a piangere e perdere il controllo, cosa che manifesterebbe la loro imperfezione. Come le persone che riescono a seguire la dieta fino in fondo.

Chi soffre della Ferita da Ingiustizia è una persona che appare cinica e fredda nella ricerca della propria perfezione. Preferisce i cibi croccanti e salati; se mantiene un'alimentazione adeguata, difficilmente aumenta di peso negli anni. Pulisce bene il piatto perché ritiene ingiusto lo spreco. Non chiede aiuto neanche di fronte alla difficoltà, perché spera di risolvere tutto da solo. Se pensa di non meritare ciò che riceve, fa in modo di disfarsene. Si veste con capi molto stretti, che fanno bella la figura ma che, allo stesso tempo, non sono comodi. Di solito ha anche un bel corpo, o fa di tutto per averlo, passando, ad esempio, da un intervento di chirurgia estetica all'altro.

Il suo fisico presenta scapole rigide, staccate dal corpo come fossero ali. Esternamente appare giovane, nasconde l'invecchiamento degli organi interni. Ha sempre meno energia, invecchia perdendo sempre più energia, invecchia per rabbia. Nella vita familiare si sente inferiore al partner, anche di poco, ma comunque in qualche aspetto.

La persona con la Ferita da Ingiustizia in equilibrio non si tira indietro e trova una soluzione a qualsiasi problema; è felice quando la trova salvando "capra e cavoli". Tutto dovrà essere fatto in modo giusto e in maniera che tutti siano contenti. È un lavoratore instancabile. Ama la tecnologia perché fa risparmiare tempo e permette di fare le cose in modo più veloce e preciso. Accuratezza, precisione e ingegnosità sono suoi talenti.

Per l'equilibrio del corpo a 360°, bisogna prestare attenzione alle articolazioni, alla postura, alla circolazione dei fluidi e all'equilibrio emozionale-vibrazionale, per autosostenersi con amore. Dalla nostra esperienza personale, e da quella dei nostri clienti, abbiamo visto che arrestare l'invecchiamento e ringiovanire, sia dentro sia fuori, è possibile con un percorso completamente personalizzato. Trovate informazioni nel nostro sito: http://www.alchimiadoctorb.com

In generale, le persone con Ferita da Ingiustizia beneficiano di:
- Detossinazione e pulizia generale dell'organismo, specialmente del fegato, per avere vista ottimale e una sana vita sessuale.
- Corretto apporto di vitamine e sali minerali, più antiossidanti.
- Cibi che fanno aumentare di peso: zuccheri complessi e lievito.
- Cibi che fanno perdere peso: manzo, patate.
- Esercizi che trovate nel libro "Risolvere le Cinque Ferite".

Prodotti Vibrazionali della "Linea Gocce Vitali": Essenza Floreale Vibrazionale n° 6 "Assoluta"; Essenza Floreale Vibrazionale n° 14 "Pace"; Essenza Floreale Vibrazionale n° 19 "Miracolosa". Sono prodotti al 100% naturali e senza aggiunta di alcol. Le essenze vanno spruzzate sul viso inalandole; porteranno idratazione, nutrimento, equilibrio fisico ed emotivo.

Ulteriore beneficio verrà dal percorso personalizzato di coaching, con l'uso delle procedure specifiche. Trovate informazioni sul nostro sito www.alchimiadoctorb.com. È semplice individuare il prodotto per sé, ognuno intuisce dal nome di quale frequenza necessita. Per ognuno il significato del nome sarà diverso e personale. Sono vibrazioni che rafforzano i vostri punti deboli e innalzano la vostra vibrazione facendovi entrare in risonanza con quello che desiderate. È solo questione di tempo.

La frase da ripetere è: «Ringrazio il Multiverso per l'Energia Assoluta (o Pace, o Miracolosa e così via per ogni EssenzaVibrazionale)». Una volta inumidito il viso, si usa la Crema della "Linea Gocce Vitali" dell'Elemento Legno "Oggi più Amata/o di ieri, domani più Amata/o di oggi". Sì, è proprio questo il suo nome, per ricordare che le parole hanno un enorme potere e devono essere pronunciate mentre si applica la crema. Noi crediamo che il Multiverso usi le vibrazioni per disegnare le parole.

Abbandono

Chi soffre di Ferita da Abbandono ha l'impressione di non avere ricevuto abbastanza nutrimento; cerca pertanto sostegno e attenzioni da parte delle persone di sesso opposto, per sentirsi amato. Diventa una persona pronta a compiacere l'altro. La frase comune è: «Mi sento solo». La reazione sarà il pianto, la tristezza, nella convinzione di non essere amato; oppure cadrà nel compatimento di se stesso. Dirà «Povero me!» o «Com'è possibile che malgrado tutto quello che faccio per lui/per lei, non mi ami?»

Si atteggia a vittima e cerca di attirare l'attenzione in vari modi. Quando è di buonumore si sente sola, seppure in compagnia. Prendere una decisione è faticoso, ha sempre bisogno dell'approvazione dell'altro. Tende ad ammalarsi, per attirare l'attenzione, per tenere gli altri legati a sé. Il suo comportamento è di dipendenza. Per non essere lasciata, preferisce lasciare il partner. Se è in compagnia riesce a svolgere tutti i compiti. In famiglia farà tutto quello che vuole il partner. Non va in vacanza da sola.

Occorre ricordare che se una persona ha una dipendenza da sostanze, o anche da determinate circostanze, soffre sicuramente di ferita da abbandono. Quando termina il dialogo con una persona, è ripetitiva nel saluto; saluta più e più volte. Tende ad abbandonare i nuovi progetti. Ha sempre bisogno di compagnia (radio, tv, cuffiette...). In auto ha sempre la radio accesa.

Cerca il sostegno altrui; non sente di essere leader della propria vita. Cerca di apparire debole perché, se apparisse forte, nessuno si occuperebbe più di lei. Il corpo manca di tono; può essere snella, sì, ma non tonica, e si vede chiaramente (per esempio le spalle sono cadenti); si percepisce, in generale, la mancanza di forza. Occhi tristi, angoli della bocca e degli occhi rivolti verso il basso. Ama mangiare lentamente e predilige gli alimenti morbidi. Assaggia volentieri i cibi degli altri, prendendoli direttamente dal loro piatto. Usa indumenti comodi e larghi. Invecchia per paura.

Ha generalmente le mani abbandonate sul corpo e con i palmi rivolti all'indietro, la schiena curva, le forme del corpo leggermente cadenti. La pelle tende a perdere tono, i capelli possono diventare bianchi precocemente.

Per l'equilibrio del corpo a 360° bisogna fare attenzione alla pressione arteriosa, all'equilibrio dei fluidi e quindi ai sistemi coinvolti. E anche all'apparato riproduttivo. Tramite i fluidi, questa Ferita elimina le sue emozioni, soprattutto quelle tossiche. Quindi è importante prendersi cura di reni e vescica. Tra i suoi talenti c'è il saper interagire con molte persone; è sempre cordiale, amichevole e premurosa, anche con chi non conosce. Dà il massimo se lavora in gruppo.

In generale le persone con Ferita da Abbandono beneficiano di:
- Corretto apporto di vitamine e sali minerali, più antiossidanti.
- Cibi che fanno aumentare di peso: zuccheri semplici.
- Cibi che fanno perdere peso: tutti gli ortaggi.
- Esercizi che potete trovare nel libro "Risolvere le Cinque Ferite".

Prodotti Vibrazionali della "Linea Gocce Vitali": Essenza Floreale Vibrazionale n° 5 "Perfezione"; Essenza Floreale Vibrazionale n° 12 "Desiderio"; Essenza Floreale Vibrazionale n° 19 "Miracolosa"; Essenza Floreale Vibrazionale n° 21 "Successo"; Crema contorno occhi-viso della "Linea Gocce Vitali" dell'Elemento Acqua "Oggi più Giovane di ieri, domani più Giovane di oggi".

Ulteriore beneficio verrà dal percorso personalizzato di coaching, con l'uso delle procedure specifiche. Trovate informazioni sul nostro sito: http://www.alchimiadoctorb.com

Rifiuto

La persona che soffre di Ferita da Rifiuto si metterà spesso in situazioni che le permettano di sentirsi rifiutata. Non significa che lo sia davvero, ma è così che vibra, è così che percepisce. Il rifiuto è la ferita che fa più male perché ci tocca sul piano dell'essere, quello della nostra stessa esistenza. Come se dovessimo chiederci: «Cosa ci faccio io qui?» Come se non avessimo il diritto di esistere.

Tanti raccontano di aver creduto di essere finiti in una famiglia sbagliata, non capendo come mai avessero genitori così; altri hanno pensato che ci fosse stato uno scambio di culla, di essere stati consegnati alla madre sbagliata. A tal punto si sentivano esclusi e rifiutati dalla famiglia. La ferita può rifiorire; ad esempio, quando una bambina sente dire che i genitori avrebbero preferito un maschietto, o un maschietto che il padre avrebbe voluto una femmina.

Persone così cercano generalmente di rendersi invisibili. Bambini buoni come angeli che se ne stanno in disparte, senza fare rumore, senza occupare troppo spazio, tanta è la paura di essere rifiutati; e dato che il corpo fisico è molto intelligente, assume sempre la forma e le sembianze di ciò che sentiamo e proviamo. Il nostro fisico è sempre il riflesso, la forma di quello che accade sul piano emozionale e mentale. Dirà tra sé e sé di non voler occupare tanto posto; per paura del rifiuto farà del proprio meglio per cercare di far parte della famiglia. Automaticamente sarà una persona con un corpo piccolino.

Se la ferita da rifiuto è molto grande, lo si vedrà in ogni parte del suo corpo: occhi piccoli, bocca piccola. Corpo alto e sottile, o basso e molto snello; in generale è sottopeso. Normalmente si dà dell'incapace, si rimette continuamente in discussione; non è incline ad accusare gli altri. Persino quando viene trattata male, affermerà «Ben mi sta, sono un tale disastro!» È una persona che non reagisce. Se la sofferenza della Ferita è molto forte, diventa incline a fuggire via dalle situazioni troppo dolorose. È la più dolorosa delle Ferite e, spesso, chi ne soffre si rifugia nelle droghe o nell'alcol, per fuggire dalle situazioni.

Quando una persona non riesce ad avere soldi, o un fidanzato, o un lavoro, potrebbe trattarsi di Ferita da Rifiuto. Per prima cosa verso se stessi, non amandosi, e poi rifiutandosi di amare. La Ferita può manifestarsi anche solamente in ambito personale; la persona tenderà a essere molto spirituale, dichiarando di non amare il mondo materiale. La persona che soffre di Ferita da Rifiuto non ama il contatto fisico e sta lontano dalle persone che elargiscono coccole e gesti affettuosi. Non osa parlare in pubblico, perché si esprime a fatica e, se viene interrotta, ammutolisce. Non chiede mai chiarimenti. Non accetta l'avanzare dell'età. Va in vacanza da sola. Frasi ricorrenti sono «Mi sento una nullità» o «Mi sento invisibile». Nell'alimentazione può presentare diverse incompatibilità alimentari, pur di non mangiare. Mangia troppo o troppo poco. Ama il digiuno. Spesso mangia cibo spazzatura. Uno dei talenti di chi ha una Ferita da Rifiuto è l'istinto. Lavora meglio da solo, non deve avere un'eccessiva interazione con gli altri. Parla poco ma è molto affettuoso con le persone che conosce. È passionale nelle relazioni amorose.

Per l'equilibrio del corpo a 360° bisogna fare attenzione alla circolazione sanguigna, quindi a cuore e reni, all'apparato riproduttivo e al sistema ormonale.

In generale le persone con Ferita da Rifiuto beneficiano di:
1. Corretto apporto di vitamine e sali minerali, più antiossidanti.
2. Cibi che fanno aumentare di peso: condimenti.
3. Cibi che fanno perdere peso: frutta fresca e semi oleosi, patate.
4. Esercizi che potete trovare nel libro "Risolvere le Cinque Ferite".

Prodotti Vibrazionali della "Linea Gocce Vitali": Essenza

Floreale Vibrazionale n° 9 "Immacolata"; Essenza Floreale Vibrazionale n° 12 "Desiderio"; Essenza Floreale Vibrazionale n° 16 "Seducente"; Essenza Floreale Vibrazionale n° 20 "Energia Positiva"; Crema contorno occhi-viso della "Linea Gocce Vitali" dell'Elemento Fuoco "Oggi più sexy di ieri, domani più sexy di oggi".

Ulteriore beneficio verrà dal percorso personalizzato di coaching, con l'uso delle procedure specifiche. Trovate informazioni sul nostro sito http://www.alchimiadoctorb.com

Tradimento

La persona che soffre di Ferita da Tradimento è un controllore, ossia cerca di tenere l'altro sotto controllo in tutti i modi possibili. Controlla gli eventi che la riguardano, cercando di mantenere i propri impegni e le promesse che ha fatto. Spesso non ci riesce. Nelle sue azioni può sembrare veloce e rapida, perché tende a promettere più di quello che può fare e cerca di essere di parola. È soggetta a sbalzi di umore. Ascolta le persone ma fa a modo suo; spesso non accetta l'autorità degli altri. Può ricorrere a ricatti e intrighi per controllare l'altro, anche in modo nascosto.

Chi ha la Ferita da Tradimento vuole cambiare l'altro. Il corpo fisico è pieno di forza e si vede. In particolare l'uomo sprigiona la forza dalle spalle, che sono robuste. Braccia e gambe sono muscolose, come a dire "fidati di me". Ma, ironicamente, è incline a mentire. Pur di non ammettere la propria vulnerabilità, spesso mente e, allo stesso tempo, vorrebbe tanto che gli altri si fidassero di lui.

Se è donna, la forza del corpo si concentra nel bacino e nelle anche, perché il bacino è fatto per accogliere e proteggere un figlio. L'uomo tiene il petto in fuori, la donna, anche alta, ha una pancetta rotonda, robusta. L'uomo ha gambe sottili. La Ferita da Tradimento è facilmente individuabile nelle donne, in particolare quando le anche predominano come dimensioni, oppure quando non sono tanto più grandi delle spalle, ma si percepisce che la parte inferiore del corpo sprigiona una forza molto più grande rispetto alla parte superiore.

La Ferita da Tradimento è ben riconoscibile in chi mette in atto tutti i possibili stratagemmi al fine di cambiare gli altri. Con una prova d'amore, ad esempio, dicendo: «Se mi amassi, faresti questo e quest'altro». O con affermazioni del tipo «Non ho niente da imparare»; «Hai capito?»; «Sono stato chiaro?» o «Sono capace di farlo», per affermare la propria superiorità.

La persona con Ferita da Tradimento preferisce cibi salati, speziati, piccanti, preferibilmente consumati in ristoranti eleganti. Se è presa da un'attività, dimentica di mangiare. Se le chiedi cosa desidera mangiare ti risponderà «quello che prendi tu». Non rifiuterà di passare del tempo a tavola.

Se si sente tradita, non offre una seconda possibilità. L'idea che altri sappiano che ha fallito in qualcosa la terrorizza. Non ama mostrare agli altri le sue debolezze. È gelosa nei confronti del proprio partner. Dà alla luce figli prematuri. Con l'avanzare dell'età, quando la ferita non è equilibrata, sembra stia bene, poi peggiora improvvisamente. Uno dei talenti della Ferita da Tradimento è l'intraprendenza, il fiuto per gli investimenti; farà di tutto per realizzare i propri progetti, eliminando ogni ostacolo.

Per l'equilibrio del corpo a 360° bisogna fare attenzione a polmoni e intestino crasso. Controllare la rabbia e gli scatti di ira.

In generale le persone con Ferita da Tradimento beneficiano di:

- Corretto apporto di vitamine, sali minerali più antiossidanti.
- Cibi che fanno aumentare di peso: verdure.
- Cibi che fanno perdere peso: pesce.
- Esercizi che potete trovare nel libro "Risolvere le Cinque Ferite".

Prodotti Vibrazionali della "Linea Gocce Vitali": Essenza Floreale Vibrazionale n° 2 "Fascino"; Essenza Floreale Vibrazionale n° 6 "Assoluta"; Essenza Floreale Vibrazionale n° 10 "Equilibrio"; Essenza Floreale Vibrazionale n° 18 "Delicatezza"; Crema contorno occhi-viso della "Linea Gocce Vitali" dell'Elemento Terra "Oggi più bella/o di ieri, domani più bella/o di oggi".

Ulteriore beneficio verrà dal percorso personalizzato di coaching, con l'uso delle procedure specifiche. Trovate informazioni nel nostro sito http://www.alchimiadoctorb.com

Umiliazione

La persona che soffre di Ferita da Umiliazione sminuisce

costantemente se stessa. È come se percepisse continuamente messaggi del tipo "non sei capace di fare" o "faccio io al posto tuo". Si sente sminuita, umiliata e, di conseguenza, ha paura di tutte le circostanze in cui potrebbe provare vergogna. Si prende in giro da sola creando situazioni dove diventa bersaglio dell'ironia degli altri, per far ridere di sé. Lo fa anche se le critiche la feriscono moltissimo, confermando l'idea che lei stessa ha di sé.

Sviluppa un corpo fisico di cui vergognarsi, sovrappeso o sformato. La Ferita da Umiliazione è presente anche in persone apparentemente in buona forma fisica che possono esprimere la ferita in vari modi, ad esempio sporcandosi in presenza di altri. Si comporta da yes man per paura di ferire gli altri. Si prende le loro colpe per non essere accusata.

La Ferita da Umiliazione è particolare. Innanzitutto spesso dall'aspetto fisico non si intuisce nulla. Inoltre è molto legata alla realtà fisica: chi ne soffre è arrivato sulla Terra per consentirsi di essere sensuale, per concedersi di vivere il piacere dei sensi. Quindi è una persona a cui piace tutto ciò che è sensuale: un bel tessuto piacevole al tatto, una buona cucina, fare l'amore. La vita sessuale per lei è importante, eppure non si concede di essere sensuale, perché si crede indegna di dio. È fondamentalmente spirituale e convinta che ci sia sempre l'occhio di dio a sorvegliarla, a giudicarla, a trovarla indegna. Di conseguenza si sente facilmente in colpa e spesso si vergogna di se stessa, si sente umiliata.

Sul piano fisico magari fa cose non sempre accettabili (per lei), come ad esempio sporcarsi in pubblico. Questa Ferita è molto legata al fisico; chi ne soffre deve imparare a concedersi di essere così com'è, anziché di passare il tempo a soddisfare i bisogni degli altri. Un modo veloce per capire se si tratta di Ferita da Umiliazione o no è il seguente: sdraiarsi sulla schiena e, se il ventre si appiattisce, la Ferita non c'è, se non si appiattisce si è in presenza di una Ferita da Umiliazione.

La persona con la Ferita da Umiliazione è, ad esempio, il masochista, perché ha una grande paura della libertà. Farà in modo di essere sempre presissima, si occuperà dei problemi di tutti, vorrà essere una brava persona degna di dio, molto buona, e cercherà di risistemare la vita delle persone che ama. Perché questo le impedirà di avere tempo libero, avendo paura di farne cattivo uso, magari godendo troppo dei sensi, e provandone ancor più vergogna. Tiene a freno la propria libertà. Non si fa pagare, fa quasi tutto gratis. Fa le osservazioni al partner anche in presenza di altri senza pensare che questo potrebbe umiliarlo. Spesso usa vestiti attillati.

La Ferita da Umiliazione si identifica soprattutto dalle rotondità, magari 5 chili di troppo, ma corpo arrotondato; oppure pancia, sovrappeso e forma quadrata. La schiena corazzata con strati di cuscinetti di grasso, la pelle spessa, come a dire "approfitta di me, caricami di pesi". Per questo il corpo della persona che presenta la Ferita da Umiliazione spesso è più grosso; attenzione, non è tanto il peso in eccesso a denunciare questa ferita, quanto la rotondità. Viso rotondo, collo massiccio, gambe rotonde, schiena rotonda molto spessa. La persona cerca di prendere il proprio posto con la propria parte fisica.

Pensa che la vita sia bella quando è bella per gli altri. Con l'avanzare dell'età, tende a diventare inattiva, non fa né per sé né per gli altri. Usa espressioni come "degno", "indegno", "colpa mia", "bisogna essere degni", "non possiamo lamentarci", "che stupido che sono".

Se prepara il cibo, assaggia prima, durante e dopo. Mangia spesso e volentieri piccoli snack durante il giorno. Mangia cibi grassi e conditi o dolciumi, e se ne vergogna, ma non se ne preoccupa. Usa i propri talenti per gli hobby e ama i lavori ripetitivi. In equilibrio è una persona che apprezza e viene apprezzata dagli altri. Dà valore alle cose.

Per l'equilibrio del corpo a 360° bisogna fare attenzione a pancreas, milza, stomaco, sistema immunitario, sistema linfatico e metabolismo in generale. È importante imparare ed eliminare le scorie metaboliche.

In generale le persone con Ferita da Umiliazione beneficiano di:
1. Corretto apporto di vitamine e sali minerali, più antiossidanti.
2. Cibi che fanno aumentare di peso: frutta, frutta secca e semi oleosi, cibi liquidi.
3. Cibi che fanno perdere peso: tutti gli ortaggi, tranne le solanacee.

4. Esercizi che potete trovare nel libro "Risolvere le Cinque Ferite".

Prodotti Vibrazionali della "Linea Gocce Vitali": Essenza Floreale Vibrazionale n° 1 "Valore"; Essenza Floreale Vibrazionale n° 4 "Promessa"; Essenza Floreale Vibrazionale n° 8 "Vitalità"; Essenza Floreale Vibrazionale n° 11 "Originale"; Essenza Floreale Vibrazionale n° 16 "Seducente"; Essenza Floreale Vibrazionale n° 18 "Delicatezza"; Essenza Floreale Vibrazionale n° 21 "Successo"; Crema contorno occhi-viso della "Linea Gocce Vitali" dell'Elemento Terra "Oggi più Stima di ieri, domani più Stima di oggi".

Ulteriore beneficio verrà dal percorso personalizzato di coaching, con l'uso di procedure specifiche. Trovate informazioni nel nostro sito http://www.alchimiadoctorb.com

Ricapitolando, la cosa importante è riconoscere il momento nel quale si cade nelle trappole dello schema comportamentale della Ferite. Abbiamo constatato con piacere che, più passa il tempo, più rapida è la presa di coscienza collettiva. Le persone assorbono sempre più velocemente le cose e questo è incoraggiante per il futuro dell'uomo e per il risveglio della coscienza collettiva. Questo ci consente di scegliere i modi di agire e di pensare assumendoci le nostre responsabilità. E la bella notizia è che possiamo scegliere! Siamo noi a guidare la nostra vita con il cuore, con l'amore.

Questa è la vera svolta, Essere consapevoli di quello che accade. Ed è un atto di amore: volersi bene, avere la capacità di osservarsi senza giudicarsi e di giudicare l'altro se non agisce come si vorrebbe, senza però definirlo un bene o un male. Smettere di pensare di tenere tutto e tutti sotto controllo. Le mie credenze sono diverse da quelle degli altri e gli altri sono diversi da me. Alla fine ciascuno attira sempre la stessa situazione, fino a che non decide di cambiare. Se vuoi qualcosa di diverso, non lo puoi ottenere facendo le stesse cose. Questa è una legge spirituale, una legge universale che vale per tutti.

È qui che vogliamo arrivare, e un bel giorno sarà così! Il mondo è bello perché è diverso. Siamo nati su questa Terra per partecipare a un disegno universale dove ciascuno ha il proprio compito.

L'unico modo per fermare la famosa ruota del karma, che gira da una generazione all'altra, è vivere nell'amore autentico.

Questo significa vibrare all'unisono con la propria Missione di Vita. Per aiutarci in questa vibrazione staremo lontani da tutti quei prodotti di "bassa energia" che ci allontanano da questo obiettivo, perché ci inducono a vibrare su frequenze basse o in generale limitanti. Nel prossimo capitolo vi daremo indicazioni proprio su questo.

RIEPILOGO DEL CAPITOLO 6:

- SEGRETO n. 1: ogni Ferita comprende una serie di risorse che corrispondono alle nostre potenzialità e che ci forniscono informazioni importanti sul modo migliore di esprimere noi stessi.

- SEGRETO n. 2: le Ferite sono cinque: ingiustizia, abbandono, rifiuto, tradimento e umiliazione.

- SEGRETO n. 3: possiamo accogliere gli elementi caratterizzanti di ciascuna Ferita come una risorsa per realizzare noi stessi; per trasformare le Ferite in vantaggi ci sono prodotti vibrazionali, esercizi e nutrizione consapevole adeguati ad ognuna di esse.

- SEGRETO n. 4: se volete qualcosa di diverso, non la potrete ottenere facendo le cose che avete sempre fatto.

Capitolo 7:

Lontano dai prodotti a bassa frequenza

Quando mi spalmo la crema di Alchimia DoctorB sulle mani, il nostro cane immediatamente si avvicina per leccarmele, perché evidentemente ne gradisce il sapore. Un giorno, per curiosità, ho acquistato una crema di un'azienda molto quotata: non ne ha voluto sapere. Il suo istinto gli ha detto «non mangiarla perché non ti fa bene». Questo ci conferma che è molto importante ciò che mettiamo sulla nostra pelle, poiché assorbe molte delle sostanze con le quali viene a contatto e, giorno dopo giorno, le trasferisce agli strati sottostanti, fino ai capillari sanguigni e all'intero organismo. È riconosciuta sia dalle antiche medicine orientali sia dalle più moderne scoperte scientifiche la validità del detto "siamo quello che mangiamo", o meglio, quello con cui ci nutriamo; infatti il cibo è in grado di modificare il corpo in senso positivo o negativo. Questo vale anche per la pelle attraverso una delle sue funzioni più importanti, l'assorbimento.

Quindi, prendete la crema che usate per il vostro bambino o per il vostro viso e verificate subito la lista degli ingredienti: quanto è lunga e se comprende sostanze nocive. Per quanto riguarda il numero di ingredienti, ricordate che la pelle ama i prodotti semplici. In particolare, se avete acquistato la crema per un uso specifico, può darsi che la pelle non abbia decodificato una o più sostanze che contiene e che perciò queste risultino estranee o addirittura nemiche.

Più lunga è la lista, più per la pelle diventa complicato trarne benefici. Questa presa di coscienza è un passaggio necessario per acquisire una conoscenza approfondita su come ci nutriamo e come proteggiamo il nostro corpo e, soprattutto, su quali sono le alternative valide nell'ambito di ogni tipologia di prodotto.

Che cos'è il prodotto cosmetico? Per definizione: «Qualsiasi sostanza o miscela destinata a essere applicata sulle superfici esterne del corpo umano (epidermide, sistema pilifero e capelli, unghie, labbra, organi genitali esterni), oppure sui denti e sulle mucose della bocca allo scopo esclusivamente o prevalentemente di pulirli, profumarli, modificarne l'aspetto, proteggerli, mantenerli in buono stato o correggere gli odori corporei». Il 22 dicembre 2009, nella Gazzetta Ufficiale dell'Unione Europea, è stato pubblicato il nuovo regolamento sui cosmetici, approvato dal Parlamento Europeo e dal Consiglio (Direttiva Europea 76/768/CEE e succ. mod.).

L'elemento cruciale del nuovo testo è il chiarimento in merito alle informazioni che devono essere contenute nella valutazione della sicurezza del prodotto cosmetico. I prodotti cosmetici messi a disposizione sul mercato devono essere «sicuri per la salute umana, se utilizzati in condizioni d'uso normali o ragionevolmente prevedibili». Nell'etichetta dei cosmetici non dovranno essere impiegati diciture, denominazioni, marchi, immagini o altri segni, figurativi o no, «che attribuiscano ai prodotti stessi caratteristiche o funzioni che non possiedono».

Con la Direttiva CEE 76/768/CEE, è divenuta obbligatoria, da parte dei paesi dell'Unione Europea, produttori e importatori, l'indicazione di tutti i componenti contenuti nel prodotto finito: l'etichetta è diventata così lo strumento prioritario per informare i consumatori riguardo le caratteristiche dei prodotti in commercio e ha acquisito un progressivo valore ai fini della tutela dei diritti dei consumatori.

I cosmetici non crescono sugli alberi, perciò sorge spontaneo domandarsi quando un prodotto si può definire "biologico" (e per "definire" intendiamo l'etichetta) e quando invece "naturale". Niente pesticidi, erbicidi, fungicidi e OGM, fertilizzanti solo se organici e buone pratiche di tutela dell'ambiente. Questa era l'agricoltura di un tempo, oggi solo in rari casi.

Gli elementi che caratterizzano la cosmesi biologica e naturale sono ingredienti di origine naturale, biodegradabili e che provengono da agricoltura biologica. C'è inoltre il divieto di utilizzare sostanze di sintesi chimica e molto spesso le confezioni sono realizzate in materiale riciclabile per ridurne l'impatto ambientale. Anche i processi estrattivi delle sostanze utilizzate nel cosmetico vengono regolati dai disciplinari degli istituti di certificazione e controllo.

Per gli ingredienti naturali sono ammessi solo processi di tipo fisico, come distillazione e filtrazione, mentre sono vietati tutti quelli di tipo chimico che possono alterare la struttura stessa della sostanza utilizzata. Si privilegia l'uso di ingredienti naturali come acque floreali (distillate da piante aromatiche), olii vegetali, olii essenziali e fitoestratti, preferibilmente provenienti da agricoltura biologica o da raccolta spontanea in ambiente naturale. I cosmetici biologici non contengono coloranti né profumi sintetici.

Il tutto però si basa su una sorta di compromesso, perché il consumatore tende a pensare che, se un prodotto viene dichiarato biologico, allora lo sarà in ogni sua parte e componente al 100%, mentre si tratta sempre di una percentuale molto minore. Nei vari disciplinari degli enti certificatori, sia europei sia italiani, ad esempio possiamo leggere che, per definire un prodotto cosmetico biologico, sul totale degli ingredienti nel prodotto finito esiste un limite minimo di ingredienti biologici fissato dal 10% al 90%. In molti casi siamo ben lontani dal 100%.

La necessità di conoscere, unita a una maggiore sensibilità, si è sviluppata a partire dalla scoperta che alcuni ingredienti usati normalmente nei deodoranti sono dei disruttori endocrini. E, anche se in quantità minime, è vero, in moltissimi cosmetici di uso quotidiano sono presenti ingredienti dannosi che vanno a stretto contatto con la pelle e che di conseguenza penetrano nel nostro organismo, che non sempre riesce a espellerli prima che facciano il danno.

C'è da dire inoltre che un prodotto di qualità scadente non è necessariamente un prodotto fatto con ingredienti a basso costo. Alcune di queste sostanze, infatti, sono contenute anche in costosissimi cosmetici di marca – magari presentati in confezioni lussuose – che pertanto non sono necessariamente prodotti di alta qualità. Molte volte troviamo gli stessi ingredienti di basso costo sia nel prodotto costoso sia in quello economico.

Una corretta comprensione dell'etichetta risulta, al primo impatto, veramente difficile. In particolare, nell'ambito della cosmesi naturale/biologica, non sempre le diciture riportate sulle confezioni dei cosmetici sono scritte in modo chiaro e corretto; spesso c'è abuso di termini come "naturale", "biologico", "eco" e "sostenibile" che crea confusione e disorientamento. Per esempio, in un famoso olio per il corpo, il cui nome, ingannevole, inizia con la parola "bio", troviamo al primissimo posto tra gli ingredienti niente meno che la paraffina, una sostanza di derivazione petrolchimica.

La frustrazione è notevole, perché il consumatore attento e responsabile capisce che la capacità di decifrare l'etichetta lo aiuterebbe a fare scelte più consapevoli e a tutelarsi dal rischio di sperperare il proprio denaro, oltre che ovviamente la propria salute. La certificazione dell'uno o dell'altro ingrediente oggi la si cerca nel web, ed è molto facile trovarla. Non è necessario ricordare a memoria tutti gli ingredienti. È possibile confrontarsi e scambiarsi consigli, esperienze e opinioni: tramite i blog online si analizzano i prodotti e si indicano gli ingredienti "buoni" e quelli "cattivi". Il successo di questi siti, i cui frequentatori nutrono elevate aspettative nei confronti del cosmetico, è dovuto al fatto che, a ragion veduta, molti consumatori ripongono una fiducia maggiore nelle fonti indipendenti e sopra le parti. Una volta che saprete destreggiarvi tra i termini INCI (International Nomenclature of Cosmetic Ingredients), vi sembrerà inaccettabile spalmare sulla vostra pelle elementi di derivazione petrolifera, anche se considerati "sicuri".

Se sull'etichetta del cosmetico leggete "Paraffinum Liquidum", "Paraffin", "Mineral Oil", "Petrolatum" o "Vaseline", state nutrendo la vostra pelle con derivati del petrolio. Così se leggete "Dimethicone", oppure "Cyclopentasiloxane", siete di fronte a siliconi, abbastanza facili da riconoscere perché i loro nomi terminano sempre con i suffissi "one" o "xane". I primi, derivati del petrolio, lasciano la pelle all'apparenza morbida ma, essendo con essa incompatibili, alla lunga la soffocano, non permettendole di traspirare. I secondi, siliconi e derivati, creano un film sulla pelle che sembrerà idratata e nutrita, quando in realtà, appena sotto la superficie, si sta seccando e le è impedita la nutrizione.

In discussione sono soprattutto gli ingredienti che appartengono alle categorie dell'acronimo PEG, che sta per PolyEthyleneGlycol, con effetto emolliente e idratante. L'effetto è solo apparente, poiché non apportano effettiva idratazione, nascondendo il reale stato della pelle. Per quanto riguarda Propylen glycol, Butylen glycol e Polypropylene glycol, l'uso continuo causa sensibilizzazione che, a lungo andare, può generare irritabilità e allergie.

Se la nostra pelle è irritata, anche il nostro fegato lo sarà ed emotivamente la persona sarà spesso arrabbiata, senza conoscerne il motivo. Nessuno potrebbe pensare che dipenda dalla crema che magari usa da tempo. Ricordate che la nostra chimica del corpo influenza la parte emotiva. Un bel libro da leggere su questo argomento è *Medicina Analogica* di Milena Simioni.

L'Ethylene glycol è un solvente sintetico, irritante e tossico. Nell'ambiente favorisce inquinamento da ozono. Imidazolidinyl urea è un conservante di sintesi che rilascia formaldeide e ha documentati effetti cancerogeni. Interferisce con i legami tra DNA e proteine. Diazolidinyl urea ha effetti di ugual natura, ma più intensi. Methyl paraben, Propyl paraben, Butyl paraben, Ethyl paraben appartengono alla famiglia dei parabeni, che costituisce il gruppo di conservanti più utilizzati dall'industria cosmetica. Sono potenziali interferenti endocrini, ovvero sostanze in grado di interferire con il nostro sistema ormonale con il rischio di alterarne il nomale funzionamento.

I sei principali parabeni che possiamo trovare nelle formulazioni vengono usati come conservanti nelle creme idratanti, nelle creme

179

solari, nei dentifrici, negli shampoo, nei detergenti intimi, nei deodoranti, nei gel da barba, insomma in tantissimi cosmetici di uso quotidiano, persino nei cosiddetti prodotti "naturali" o "organici". È stato ampiamente dimostrato che queste sostanze penetrano attraverso la pelle e restano intatte all'interno del tessuto, accumulandosi. Sebbene siano autorizzati nell'Unione Europea, i parabeni sono oggetto del serio sospetto che siano agenti cancerogeni.

Etyhylhexymethoxicinnamate e BHA (antiossidante) sono potenziali interferenti endocrini. MEA/TEA/DEA (amine e amino derivati) sono sostanze che contengono Monoethanolamine (MEA), Triethanolamine (TEA), Diethanolamine (DEA). Presenti ovunque in cosmetici, detergenti, shampoo e balsami, queste sostanze si trovano combinate sia fra loro, sia con altri tensioattivi o emulsionanti, e sono facilmente assorbite dalla pelle. Sono inoltre sensibilizzanti, tossiche e disidratanti. Favoriscono la formazione di acne e forfora.

Sodium Lauryl Sulfate (SLS), Amonium Lauryl Sulfate, TEA-lauryl Sulfate, Magnesium Laureth Sulfate e MEA Laureth

Sulfate sono utilizzati in detergenti, saponi, shampoo e bagnoschiuma. Sono irritanti, disidratanti, comedogenici, favoriscono cioè la formazione di acne e comedoni (o punti neri); il danno dipende dalla loro concentrazione nel prodotto e dalla durata del contatto. Provocano alterazioni nell'epidermide e l'irritazione può non essere evidente subito dopo l'uso ma manifestarsi nel tempo. Si depositano sulla superficie della pelle e nei follicoli.

Sodium Laureth Sulfate e Amonium Laureth Sulfate sono meglio tollerati dalla pelle rispetto ai precedenti. Sono tensioattivi che possono causare irritazione, in particolare agli occhi, in proporzione alla concentrazione. Non sono sostanze cancerogene come si pensava fino a qualche anno fa ma, essendo molto aggressivi, è meglio preferire prodotti contenenti tensioattivi più delicati o comunque limitarne l'uso.

Alluminium lo troviamo all'interno di tantissimi prodotti, alimentari e non. Ovviamente non poteva mancare tra i componenti di molti cosmetici, in particolar modo deodoranti e antitraspiranti, che possono contenere fino al 20% di sali di alluminio sotto forma di cloridrati di alluminio e idrati di zirconio. L'uso prolungato di queste sostanze è collegato al rischio di insorgenza di cancro al seno poiché i sali di alluminio sono in grado di danneggiare in modo significativo il DNA delle cellule, stimolandone la degenerazione in cellule cancerose. Pericolosi anche quando si usano le pentole di alluminio in cucina o per gli imballaggi che vengono a contatto diretto con gli alimenti.

A proposito di profumi, la scelta del prodotto seguendo l'olfatto potrebbe trarci in inganno, portandoci a pensare che la fragranza dei prodotti per l'igiene personale sia del tutto innocua, soprattutto per quelli persistenti. Non è così. Il 95% delle sostanze chimiche impiegate nei profumi e nelle fragranze dei cosmetici sono composti sintetici derivati dal petrolio e, dal momento che i profumi hanno un basso peso molecolare, riescono a penetrare più facilmente nella pelle e possono causare allergie o difficoltà respiratorie e soprattutto mettere in crisi il nostro sistema endocrino.

Il nostro olfatto è infatti realmente collegato alla nostra salute fisica e mentale. Dal punto di vista chimico, il percepire un aroma implica che i singoli elementi che compongono il profumo sono in grado di interagire con i recettori olfattivi interni del nostro naso. Come ci influenza tutto questo? Una delle aree più studiate nelle ricerche sui profumi è proprio il modo in cui questi influenzano le emozioni e l'umore. Ad esempio, ci sono prove convincenti che semplicemente inalare l'aroma di un olio essenziale sia efficace per calmare il sistema nervoso o l'ansia in diverse occasioni. Perché non dare attenzione, quindi, a un profumo sintetico che può influire negativamente sull'intero sistema del corpo?

I recettori olfattivi che si trovano sulla superficie superiore della cavità nasale sono direttamente connessi al sistema limbico del cervello, un'area che governa le risposte emozionali. Questa stretta connessione tra l'aroma e le emozioni diventa evidente, nella nostra quotidianità, quando alcuni odori innescano il ricordo di una specifica emozione o sentimento. Il fascino che i profumi esercitano sull'uomo ha attraversato migliaia di anni. Tuttavia i nostri antenati non usavano la moltitudine di prodotti chimici che utilizziamo noi per profumare il corpo in maniera accattivante.

Spesso ricorrevano a materiali vegetali per profumare in modo piacevole e desiderabile; in tempi moderni, invece, abbiamo generato migliaia di sostanze chimiche che usiamo per comporre le varie fragranze.

Quando si usa un prodotto etichettato con qualsiasi "fragranza", si potrà verificare, leggendo gli ingredienti, come questa sia la somma di centinaia di sostanze chimiche diverse. Questo vale anche per le lozioni che si applicano sul corpo, sulla pelle del viso e per gli altri articoli per profumare l'auto e la casa. Il risultato è che il rischio di moltiplicare la propria esposizione cresce in maniera enorme. Il problema è che non c'è l'obbligo di specificare sull'etichetta quali sono le sostanze chimiche che compongono le fragranze, poiché vengono considerati ingredienti segreti per la produzione del prodotto.

Oggi l'industria dei profumi vale circa 5 miliardi di dollari, poiché i consumatori, ignari dei rischi, continuano ad acquistare profumi e prodotti profumati; eppure le ragioni per non farne più uso sono quanto mai serie. Almeno 900 delle 3.000 fragranze chimiche utilizzate sono tossiche e possono causare problemi a livello cellulare, una volta che il corpo le assorbe attraverso la pelle o per via aerea.

Alcune marche popolari di profumo sono state considerate tossiche per le vie respiratorie e per il sistema nervoso se inalate o assunte tramite assorbimento transdermico. Durante una sessione, parlando con una nostra cliente che si lamentava di avere spesso mal di testa, il corpo ci ha confermato che era sensibile ai profumi. Quando la donna ha comunicato alla figlia che erano proprio i profumi la causa del suo problema, questa le ha risposto: «Per fortuna ora smetterai di usare questo profumo, ti dicevo sempre che mi dava fastidio». I bambini sono più puri, perciò quando cerchiamo qualche prodotto per loro dobbiamo fare in modo di sceglierlo senza profumazioni. E se vogliamo rimanere giovani, dovremo fare altrettanto con i prodotti destinati a noi.

I profumi sono legati anche a disordini depressivi in individui chimicamente sensibili. Questo è probabilmente dovuto alla costante esposizione a ogni genere di sostanza tossica. Gli studi chimici clinici hanno messo in relazione l'uso dei profumi con un grave disturbo depressivo e con l'ansia nei soggetti che presentano sensibilità ai profumi chimici. Visto che queste sostanze possono avere diversi effetti sulle cellule nervose, non è sorprendente che possano alterare la funzione del cervello stesso. I profumi evocano delle emozioni, poiché il nostro centro emozionale è strettamente connesso all'olfatto. Coloro che sono chimicamente intolleranti possono avere reazioni estreme alla moltitudine di profumi da cui siamo bombardati ogni giorno. Le fragranze chimiche sono responsabili di disfunzioni ormonali e respiratorie e dell'emicrania.

Uno dei pochi studi recenti, portato avanti dalla Campaign for Safe Cosmetics, ha rilevato che diverse sostanze chimiche presenti nei profumi più venduti possono causare danni alla tiroide. Dai disturbi alla tiroide dipendono obesità, sbalzi d'umore e stanchezza cronica. Le sostanze chimiche che interferiscono con una tiroide sana possono anche favorire la comparsa del cancro in quella ghiandola.

Ricordiamo che la tiroide è la più grande delle ghiandole endocrine e detiene un ruolo primario di controllo sull'organismo; non si dirà mai abbastanza quanto sia importante mantenerla sana.

La tiroide controlla la velocità con cui il nostro corpo ricorre alle riserve di energia immagazzinata, svolge un ruolo importante nella produzione delle proteine necessarie e controlla anche gli altri ormoni. Gran parte delle sostanze chimiche presenti nei profumi comportano ulteriori problemi alla tiroide perché introducono ormoni sintetici, in forma di estrogeni, nel nostro sistema.

Queste ragioni dovrebbero essere sufficienti a riflettere sull'opportunità di utilizzare così abbondantemente i profumi che si trovano normalmente in commercio. E chi teme di non poter più coprire eventuali odori sgradevoli sappia che esiste un rimedio molto più efficace, ovvero una depurazione profonda dell'organismo. Si pensa che un cattivo odore sia normale e sintomo di scarsa igiene, invece è prodotto da un'elevata presenza di tossine nell'organismo. Eliminate quelle, la sudorazione diventa neutra e il disturbo si risolve alla radice, rendendo superfluo l'utilizzo di qualsiasi profumo.

Anni di lavoro in cui abbiamo visto questi squilibri nelle persone ci hanno portato allo sviluppo di un progetto che ora è realtà:

creiamo prodotti a misura d'uomo, che idratano, nutrono e rigenerano l'organismo aiutando il sistema ormonale a funzionare al meglio.

L'Oleum Repair, le 21 Essenze Floreali Vibrazionali e la linea "Gocce vitali dei 5 Elementi" sono frutto della ricerca e degli studi scientifici approfonditi di Irina Bressan (Naturopata Kinesiologa, Ricercatrice Paracelsiana) e del dottor Mariano Bressan (Scienze Agrarie, Scienze Erboristiche e Farmacia), esperto di natura e delle caratteristiche dell'olio di iperico sul quale ha tenuto la tesi di laurea magistrale. La lista degli ingredienti che trovate sull'etichetta è in ordine di quantità, dalla maggiore alla minore. Nell'indicare gli INCI di un prodotto, infatti, al primo posto si deve posizionare l'ingrediente contenuto in percentuale più alta e a seguire gli altri, fino a quello contenuto in percentuale più bassa. Al di sotto dell'1% gli ingredienti possono essere indicati in ordine sparso.

Esistono dizionari e siti web di riferimento per gli ingredienti. Ecco i più famosi e anche quelli che secondo noi sono i più autorevoli: Biodizionario, Beauty Dictionary, Biotiful, ICEA

Check, INCI OK, Skin Depp. Noi consultiamo spesso Biodizionario perché lo troviamo più semplice. In ogni caso, l'importante è raccogliere delle informazioni che finora non erano disponibili e farsi un'idea il più possibile chiara. Successivamente ci si potrà orientare su prodotti con INCI più "verdi" ma, soprattutto, avremo la possibilità di verificare su noi stessi la differenza.

Ci fa piacere che questo tipo di consapevolezza si stia diffondendo sempre di più grazie alle scelte di chi ha deciso di investire in questo tipo di ricerca, ovvero ha scelto di produrre e diffondere prodotti ecologici, biologici e molto più in sintonia con il nostro corpo e con la natura. Quindi trovate l'app o il sito che fanno per voi e divertitevi a scoprire tutti i segreti degli INCI. Trattatevi bene, il vostro corpo è il contenitore della vostra anima.

RIEPILOGO DEL CAPITOLO 7:

- SEGRETO n. 1: ciò che mettiamo sulla nostra pelle è importante per l'intero organismo, poiché assorbe molte delle sostanze con le quali viene a contatto.
- SEGRETO n. 2: *INCI ingredients*: più lunga è la lista, più complicato diventa trarne beneficio.
- SEGRETO n. 3: l'etichetta è diventata lo strumento prioritario per informare i consumatori riguardo le caratteristiche dei prodotti.
- SEGRETO n. 4: la qualità dei prodotti non dipende dal prezzo o dalla confezione lussuosa.
- SEGRETO n. 5: non è necessario ricordare a memoria tutti gli ingredienti, la ricerca nel web è molto facile.
- SEGRETO n. 6: le fragranze dei prodotti per l'igiene personale non sono sempre innocue, soprattutto per quelle persistenti.
- SEGRETO n. 7: abbiamo creato i prodotti a misura d'uomo che idratano, nutrono e rigenerano l'organismo aiutando il sistema ormonale a funzionare al meglio.

Conclusione

Siamo unici, sì. Siamo tutti unici. Siamo nati con tanti talenti da scoprire e, nella maggior parte dei casi, non sappiamo di averli. Abbiamo cercato di fare del nostro meglio; il materiale che vi abbiamo dato è tutto quello che potevamo racchiudere in questo libro. Non abbiamo parlato di tutto ciò che facciamo, abbiamo capito che la vita è in continua evoluzione e che non c'è niente di stabile. Il nostro consiglio è di essere curiosi e con la mente sempre aperta. Mentre leggete questo testo, stanno nascendo nuovi prodotti. Ora stiamo aspettando la fioritura di alcune piante selvatiche, per completare l'Essenza che vibra all'unisono con la Ricchezza.

Abbiamo parlato di come una Nutrizione Consapevole interna ed esterna, con il supporto di integratori alimentari, possa diventare uno degli strumenti più potenti per tornare a essere entusiasti del proprio aspetto, più di qualsiasi dieta o trattamento invasivo. Abbiamo parlato dell'importanza di idratarsi, dentro e fuori, e con quali prodotti farlo. Avete visto gli strumenti necessari a leggere in modo consapevole le etichette dei prodotti che trovate sugli scaffali dei negozi, avete scoperto cos'è il Test Muscolare, in cosa è utile e che esiste il Metodo PuzzleKey, che contiene procedure per risolvere e migliorare varie tematiche nella vita. Potete impararlo anche voi!

Abbiamo descritto diversi metodi e supporti vibrazionali per aiutarvi a riconoscere chi siete (a che tipo di Pelle appartenete, gli 8 Vettori delle Zone Erogene, le 5 Ferite) e quali sono i vostri talenti per emergere nella società. Avete a disposizione gli esercizi di visualizzazione per provare la meravigliosa sensazione di ricevere ciò che volete, sintonizzandovi sulla frequenza dell'oggetto del vostro desiderio. Quando vi sentite bene, siete sulla frequenza dell'accoglienza, sulla frequenza che vi fa arrivare tutte le cose buone e riceverete ciò che avete chiesto.

Quanto tempo ci vuole? L'Universo non ha bisogno di tempo per concretizzare quello che volete. Gli eventuali ritardi che potreste subire sono dovuti al vostro indugiare prima di arrivare a credere, sapere e sentire di avere già l'oggetto del vostro desiderio. Siete voi a dovervi mettere sulla frequenza di ciò che volete; una volta sintonizzati sulle loro frequenze, le cose che desiderate appariranno.

I prodotti Vibrazionali "Di Beltà Virtù" Alchimia DoctorB che produciamo (alcuni sono citati nel libro) sono assolutamente naturali e prodotti con amore, rispetto e gioia; proprio per questo vi danno il potenziale energetico ottimale e vi accompagnano a vibrare all'unisono con quello che desiderate. I nostri cosmetici sono sapienti associazioni di acque aromatiche di nostra produzione, di pregiati olii vegetali biologici spremuti a freddo, di estratti delle nostre erbe, di fiori in olio extra vergine d'oliva biologico, di emulsionanti di origine naturale e di olii essenziali purissimi.

Le nostre formulazioni sono quanto di meglio si possa trovare per l'elevata qualità delle materie prime naturali e per l'accuratezza con cui queste sono state coltivate e lavorate. Nella nostra cosmesi gli ingredienti sono uniti a formare composizioni articolate che sono molto più della semplice somma dei componenti. Grazie alla sinergia e al sostegno dato dai processi ritmici di produzione, i nostri prodotti ricevono la loro straordinaria qualità con la quale stimolano le attività proprie della pelle.

La vostra pelle è in grado di nutrirsi e rinnovarsi avvalendosi delle proprie forze e la nostra cosmesi non le sottrae questi compiti, bensì la aiuta a ritrovare il proprio equilibrio. Nel nostro laboratorio seguiamo scrupolosamente i ritmi del cosmo eseguendo le lavorazioni solo nelle fasi lunari favorevoli alla qualità e alla conservazione dei prodotti. L'acqua contenuta nei nostri cosmetici, che raccogliamo dalla sorgente vicino a casa nostra, è sempre acqua aromatica, estratta da erbe e fiori e quindi arricchita di preziosi componenti solubili. Gli emulsionanti utilizzati sono di origine naturale e gli olii essenziali purissimi.

Quando lavoriamo a una formulazione, teniamo sempre presente l'aspetto della sostanza e del processo e quindi la specificità dell'essere umano e della pianta. Solo così i prodotti finiti acquisiscono quella dimensione olistica che può aiutare la persona nella sua totalità. Siamo una delle poche aziende i cui prodotti sono amati proprio perché non sono sviluppati per il mercato, ma per gli esseri umani.

194

Siamo aperti a qualsiasi collaborazione e consigli utili, per crescere insieme nelle nostre Missioni di Vita.

http://www.alchimiadoctorb.com

https://www.facebook.com/groups/2074025632815521/

https://www.instagram.com/alchimiadoctorb/

Ringraziamenti

Vi ringraziamo, cari lettori, per avere letto questo libro e ringraziamo noi stessi per avere trovato il coraggio, con l'aiuto del nostro editore Giacomo Bruno e del suo staff, di scrivere queste pagine. Senza Giacomo Bruno chissà se e quando l'avremmo fatto. Grazie, Giacomo, per questo bellissimo progetto che aiuta a realizzare i propri sogni! Ringraziamo i nostri genitori, la nostra famiglia e i numerosi amici per il supporto che ci hanno dato facendo del loro meglio.

Tutto ciò che sappiamo lo dobbiamo ai nostri Maestri: dott. Roy Martina, prof. Stefano Siddi, prof. Andrew Verity, dott.ssa Maria Rosa Fimmanò, dott.ssa Elena Simioni, dott.ssa Marina Maltseva, dott.ssa Elena Bahtina, prof. Sergio Vanzan, prof. Nicola Realdon, prof. Stefano Bona, prof.ssa Alessandra Semenzato, prof.ssa Rosamaria Caniato, prof.ssa Raffaella Filippini, ViktOr Tolkachev e Yuri Burlan.

Ringraziamo le persone che hanno creduto subito nel nostro progetto: Emanuel Demaj, Angela Spezzacatena direttrice della SPA del "Bauer-Palladio Hotel & Spa" di Venezia e i suoi collaboratori, Denis Hovelja, Petra Kokot, Aleš Kokot e tutta la famiglia di CherryBox24, Debora Giondi, Salvatore Alessandro Martines, Lorenzo Foresta, Iside Cornacchia, Giovanni Grieco, Romeo Gasparini, Cosetta Favarato, Cindy Tonin, Ylenia Parise, Emanuele Montanari, Daniela de Meo.

Un ringraziamento particolare a Karol Dostalova e Paolo Andolfatto che ci hanno chiesto per primi di formulare un trattamento personalizzato, che ha dato la nascita alla linea "Creme con l'Anima".

Grazie ai nostri avatar pelosi Cleo e Orione e angeli guida Cesare, Princi e Brownie.

Grazie Multiverso.

www.ingramcontent.com/pod-product-compliance
Lightning Source LLC
Chambersburg PA
CBHW070304290326
41930CB00040B/2048